神经内科疾病护理与健康指导

张晓艳　编著

U0308565

四川科学技术出版社

图书在版编目（CIP）数据

神经内科疾病护理与健康指导/张晓艳编著. —成
都:四川科学技术出版社,2022.7
　ISBN 978 – 7 – 5727 – 0620 – 2

　Ⅰ. ①神… Ⅱ. ①张… Ⅲ. ①神经系统疾病—护理
Ⅳ. ①R473.74

中国版本图书馆 CIP 数据核字（2022）第 116369 号

神经内科疾病护理与健康指导
SHENJING NEIKE JIBING HULI YU JIANKANG ZHIDAO

编　　著　　张晓艳
出 品 人　　程佳月
责任编辑　　谌媛媛
封面设计　　刘　蕊
责任出版　　欧晓春
出版发行　　四川科学技术出版社
　　　　　　成都市锦江区三色路 238 号　邮政编码 610023
　　　　　　官方微博:http://e.weibo.com/sckjcbs
　　　　　　官方微信公众号:sckjcbs
　　　　　　传真: 028 – 86361756
成品尺寸　　145mm×210mm
印　　张　　8.75
字　　数　　230 千
印　　刷　　成都博众印务有限公司
版　　次　　2022 年 7 月第 1 版
印　　次　　2022 年 7 月第 1 次印刷
定　　价　　48.00 元

ISBN 978 – 7 – 5727 – 0620 – 2

邮　　购:成都市锦江区三色路 238 号新华之星 A 座 25 层　邮政编码:610023
电　　话:028 – 86361758

作者简介

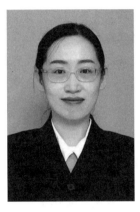

　　张晓艳，女，汉族，1979年8月出生。毕业于山东大学，研究方向为护理学，现职称为主管护师。从事神经内科护理工作20多年，曾多次获得优秀护士、星级护士、十佳护士、优秀女工作者、区三八红旗手等荣誉称号，连续多年被评为先进工作者。有着扎实的理论基础和丰富的临床护理经验。发表论文3篇，获实用新型专利3项。

前　言

　　神经系统疾病是当今危害人们健康的常见疾病之一，有较高的发病率、致残率，给患者和社会造成极大的负担。因此，常见神经系统疾病的病因、发病机制、治疗、护理和健康指导的知识亟待普及，诊疗技术有待提高。为此，笔者在广泛参考国内外文献资料基础上，结合自身工作经验和体会编写了《神经内科疾病护理与健康指导》一书，希望通过这本书帮助读者提高神经系统疾病的诊断、治疗和护理水平。

　　全书共分 11 章，内容包括神经系统常见疾病的病因、护理评估、治疗、护理及健康指导。内容力求全面、精简、新颖、实用，努力反映国内外神经系统疾病护理的新水平。本书对临床神经内科医护工作者、医学院校师生开展临床、教学、科研工作具有一定的指导作用。

　　由于笔者水平有限，加上当代神经系统疾病治疗、护理和康复的技术日新月异，难免有疏漏，期望同仁及广大读者给予指正。

张晓艳

2022 年 1 月于山东省淄博市淄川区医院

目　录

第一章 症状学

第一节 头 痛

头痛系指眉以上及枕外粗隆以上部位的疼痛，为各科患者最常见的主诉之一，Ogden（1952）调查表明健康人发生率为64.8%，其中18%因头痛就诊。头痛有时是严重器质性疾患的早期症状，但大部分为非器质性的。

一、病因及发病机制

（一）病因

1. 颅内病变

（1）感染性疾病，如各种脑炎、脑膜炎、脑脓肿、脑寄生虫等。

（2）血管性疾病，如脑出血、脑血栓形成、脑栓塞、高血压脑病、颅内动脉瘤、动静脉畸形、静脉或静脉窦血栓形成、垂体卒中等。

（3）占位性病变，如原发性脑肿瘤、颅内转移瘤等。

（4）颅脑外伤，脑震荡、脑挫裂伤、慢性硬膜下血肿、硬膜外血肿、脑外伤后遗症等。

（5）偏头痛。

（6）头痛性癫痫。

（7）腰椎穿刺（简称腰穿）后头痛。

2. 颅外病变

（1）紧张性头痛。

（2）颅骨病变，颅骨炎症等。

（3）神经痛，如三叉神经痛、枕神经痛、耳神经痛、舌咽神经痛等。

（4）颞动脉炎。

（5）邻近器官病变，如眼源性、耳源性、鼻窦性、齿源性、下颌关节病变等。

（6）颈部病变，如颈椎病等。

3. 全身性疾病

如感染、心血管病、中毒、中暑等。

4. 功能性疾病

神经症等。

（二）发病机制

脑本身不包含痛的感觉神经末梢。当头部的疼痛敏感结构（如颅外的皮肤、肌肉、韧带、帽状腱膜、骨膜、动脉，颅内硬脑膜、颅内血管和颅神经根等）受病理性刺激（如脑膜刺激、血管扩张、牵引伸展、肿瘤压迫，变态反应，代谢、内分泌功能异常，以及头颈部肌肉收缩、邻近器官病变的牵涉、炎症、自主神经功能失调及精神因素等）同时导致神经—血管及生化的一系列改变（如脑啡肽含量下降，前列腺素增多，血流量减少及乳酸、K^+、去甲肾上腺素、5 – HT 等多种因素变化）而引起头痛。一般天幕上病变时头痛多在额、颞、顶区，由三叉神经传导；幕下病变时头痛在头顶后部、枕部及耳咽部，由舌咽神经、迷走神经及颈$_{1-3}$脊神经传导。颅前窝和颅中窝损伤产生前额疼痛，而颅后窝损伤则出现头、颈后部疼痛。

二、护理评估

（一）病史

1. 头痛部位

一侧头痛多为偏头痛及丛集性头痛；一侧头痛，且深在性，见于颅内占位性病变，但疼痛侧不一定就是肿瘤所在的一侧；

颞、顶、颈部的头痛，可能为幕上肿瘤；额部和整个头痛可能为高血压引起的头痛；全头痛多为颅内或全身感染疾病；浅表性、局限性头痛见于眼、鼻或牙源性疾患。

2. 头痛的性质

搏动性、跳动样头痛见于偏头痛、高血压或发热疾病的头痛；呈电击样痛或刺痛多为神经痛；重压感、紧箍感或钳夹样感为紧张性头痛。

3. 头痛的程度

头痛的程度与其病情的严重性不一致。剧烈的头痛常提示三叉神经痛、偏头痛或脑膜刺激的疼痛。轻或中度头痛可能为脑肿瘤。

4. 头痛的时间

一天之内头痛发作的时间往往与头痛的病因有关。清晨醒来时发作，常见于高血压、颅内占位性病变、额窦炎；头痛多在夜间发作，可使患者从睡眠中痛醒，见于丛集性头痛；头痛在下午加重见于上颌窦炎。

5. 伴随症状

头痛伴剧烈呕吐提示颅内压增高，头痛于呕吐后缓解见于偏头痛。头痛伴眩晕见于椎基底动脉供血不足或小脑肿瘤。头痛伴发热常见于颅内或全身性感染。头痛伴视力障碍见于青光眼或脑肿瘤。头痛伴神经功能紊乱症状，见于紧张性头痛。

（二）体格检查

检查时应注意血压、体温、头面部和心、肺、腹部检查及颈部淋巴结检查等。神经系统应做全面检查，包括姿势、步态、精神和意识状态、颅神经、运动系统、反射。必要时进行自主神经及感觉检查。

（三）实验室及其他检查

应根据疾病的具体情况及客观条件，选择必要的辅助检查。

1. 三大常规

血常规：感染性疾病常见白细胞总数及中性粒细胞增多，嗜酸粒细胞增多见于寄生虫及变态反应性疾病。尿常规：有助于糖尿病、肾病的诊断。粪常规：可发现寄生虫卵或节片。

2. 血液生化及血清学检查

可查肾功能、肝功能、血糖、血脂、免疫球蛋白、补体及有关抗原、抗体，对病原学及某些特异性疾病提供有益的诊断线索。

3. 脑脊液检查

可发现颅压高低、有无炎性改变及其性质，常行常规、生化及特异性免疫学、病原学检查。

4. 脑电图、脑地形图

可提供脑部疾患的异常变化。

5. 诱发电位

依病情可选择视、听、感觉、运动及事件相关等诱发电位检查，可发现相应神经功能传导障碍的分布情况。

6. 经颅多普勒（TCD）

有助于发现颈内、外血管的病变及其血流动力学的改变情况。

7. 影像学检查

（1）颅骨平片：可发现先天性异常、颅压增高、垂体肿瘤、病理性钙化及局部骨质破坏与增生；鼻颏及鼻额位片可发现各鼻窦的炎症、肿瘤；颅底片可发现骨折、肿瘤。

（2）颈椎四位片：正、侧及左、右斜位有助于骨折、肿瘤、退行性病变及关节紊乱症的诊断。

（3）计算机 X 线断层扫描（CT）及磁共振成像（MRI）：对脑及颈段脊髓的炎症、肿瘤、血肿、囊肿及血管出血、梗死、寄生虫病变有重要诊断意义。

（4）脑血管造影或脑血管成像（CTA、MRA）：对血管病变、畸形、炎症、血管瘤可提供定位、定性诊断，对占位性病变亦可发现间接征象。

（5）单光子发射计算机断层显像（SPECT）及正电子发射计算机断层显像（PET－CT）：对脑血流、脑代谢提供有价值的参考指标。

（四）鉴别诊断

头痛是一种症状，诊断时应注意查明原因，如突然出现的剧烈头痛，应考虑与脑血管疾病、急性青光眼、急性鼻窦炎、三叉神经痛等有关。头痛经过数日、数周逐渐加重时，应考虑器质性病变所引起，如脑肿瘤、慢性硬脑膜下血肿、亚急性脊髓膜炎、鼻窦炎及慢性中耳炎等。持续数月或数年的头痛，可考虑肌紧张性头痛、心源性头痛、颈椎病引起的头痛、高血压性头痛、慢性肺疾患引起的头痛。一过性头痛多与发热、酒精中毒、一氧化碳中毒等有关。鉴别诊断时应详问细查，如头痛的部位、性质、伴随症状、发病时间、诱发加重因素、缓解因素及既往病史等。

三、治疗

（一）病因治疗

针对病因进行治疗，如颅内感染应用抗生素；颅内占位性病变可行手术治疗；高血压、五官疾病、精神因素等所致者，均应进行相应的处理。

（二）一般治疗

无论何种原因引起的头痛，患者均应避免过度疲劳和精神紧张，须静卧、保持安静、避光。

（三）对症治疗

1. 镇痛剂

用于严重头痛时，多为临时或短期使用，可用于各型头痛。

可选用阿司匹林 0.2 ~ 0.5 g，或复方阿司匹林 0.5 ~ 1.0 g，吲哚美辛 25 mg，均每日 3 次，口服。若痛剧未止，或伴烦躁者，选用延胡索乙素 100 ~ 200 mg，每日 3 次，口服；或 60 ~ 100 mg 皮下或肌内注射。或罗通定 30 ~ 60 mg，每日 3 次，口服；或 60 mg 皮下或肌内注射。或可待因 15 ~ 30 mg 或哌替啶 50 mg，皮下或肌内注射。

2. 镇静、抗癫痫药

通过镇静而减轻疼痛。可用地西泮 2.5 ~ 5 mg，口服；或 5 ~ 10 mg，肌内注射。氯氮（利眠宁）5 ~ 10 mg，每日 3 次，口服。抗癫痫药多用于控制头痛发作。可选用苯妥英钠 50 ~ 100 mg，每日 3 次，口服。

3. 控制或减轻血管扩张的药物

主要用于血管性头痛。①麦角胺：麦咖片 1 ~ 2 片口服，0.5 小时后无效可加用 1 片。严重头痛者用酒石酸麦角胺 0.25 ~ 0.5 mg 皮下注射，孕妇，心血管、肝肾疾患等忌用。②5 - 羟色胺拮抗剂：二甲麦角新碱每日 2 ~ 12 mg；苯噻啶 0.5 ~ 1 mg，每日 3 次；赛庚啶 2 ~ 4 mg，每日 3 次。③单胺氧化酶：苯乙肼 15 ~ 25 mg 或阿米替林 10 ~ 35 mg，每日 3 次。④β 受体阻滞剂：普萘洛尔 10 ~ 30 mg，每日 3 次；吲哚洛尔（心得静）每日 2.5 mg。哮喘、心衰、房室传导阻滞者禁用。⑤可乐定 0.035 ~ 0.075 mg，每日 3 次。

4. 脱水剂

颅内高压（脑水肿）时，用 20% 甘露醇或 25% 山梨醇 250 mL，快速静脉滴注，4 ~ 6 小时重复 1 次，间隙期静脉注射 50% 葡萄糖注射液 60 mL。必要时加地塞米松 10 ~ 20 mg，与 10% 葡萄糖液 500 mL 静脉滴注，每日 1 次。

（四）手术治疗

对脑血管性疾病、脑肿瘤、鼻咽部肿瘤等引起的头痛，可考虑行手术治疗。

（五）其他治疗

对不能手术的脑肿瘤等，可采取化学治疗（化疗）和放射治疗（放疗）。

（六）中药治疗

酌情选用正天丸、清眩丸、牛黄上清丸等。

四、护理

（1）头痛患者应卧床休息，保证睡眠，保持病室安静，给予精神关怀和生活照顾；减少各种刺激，适当服止痛剂、镇静剂以减轻症状。

（2）有呕吐时，及时清理呕吐物，用清水漱口，保持口腔清洁。应进清淡易消化的半流质饮食，保证充足摄入量。

（3）腰穿后出现低颅压性头痛时，应去枕平卧，多饮水，给予低渗液体，以提高颅内压。

（4）对颅脑外伤性头痛，要解除患者忧虑，注意生活规律，鼓励进行体育锻炼，调节神经功能。

（5）应注意观察头痛的部位、性质，发生的急缓、程度，发生的时间和持续的时间，与体位的关系；注意头痛的前驱症状和伴随症状，激发、加重和缓解头痛的因素；注意患者的神志、意识情绪、瞳孔大小、呼吸、脉搏、体温及血压；注意观察头痛治疗、护理效果。

（6）头痛严重时，应遵医嘱给予止痛剂，但要避免镇痛药物的长期连续使用，尤其是慢性头痛长期给药，易引起药物的依赖性。对于常用的止痛药物还要注意其他不良反应，如胃肠道反应、凝血障碍、过敏反应、水杨酸反应等。

（7）对颅内高压使用甘露醇或山梨醇时，注意滴入速度要快，宜加压输入，一般250 mL溶液在30分钟内滴完；在用药过程中要随时观察，以免压力过高使空气进入血管；注射药液不得外渗，以免引起局部组织坏死；对于慢性心功能不全的患者，由于增加循环血量和心脏负荷，故应慎用。

（8）指导减轻头痛的方法，如指导患者缓慢深呼吸、听轻音乐、练习医疗健身操、生物反馈治疗，引导式想象，冷、热敷以及理疗、按摩、指压止痛法等。

（9）对长期反复发作的头痛，患者可能出现焦虑、紧张心理，要理解、同情患者的痛苦，耐心解释、适当诱导，解除其思想顾虑，训练身心放松，鼓励患者树立信心，积极配合治疗。

（10）告知止痛药物的作用与不良反应，让患者了解药物依赖性或成瘾性的特点，如大量使用止痛剂，滥用麦角胺咖啡因可致药物依赖。指导患者遵医嘱、正确服药。

五、健康指导

（1）合理安排工作、休息，不应过度疲劳，保障充足睡眠。

（2）注意保持精神安定，适当参加娱乐及体育活动。

（3）指导患者进行自我病情监测：如头痛的性质、部位、程度、持续时间、前驱症状、伴随症状等，能主动向医务人员报告。

（4）向患者说明护理措施中减轻头痛的各项疗法的必要性，并指导患者积极参与和配合各种治疗。

（5）对头痛的各种检查、用药等给予详细耐心的解释，尤其是所用药物的药名、用法、常见不良反应以及预防发生不良反应的有关措施，使患者主动配合。

第二节　眩　晕

由不同的原因而产生的一种运动性或位置性错觉称为眩晕。老年人发生的眩晕在临床上较为常见。

一、病因入发病机制

本病可见于多种疾病，如梅尼埃病、迷路炎、内耳药物中毒、前庭神经炎、脑动脉样硬化、高血压、椎基底动脉供血不足、阵发性心动过速、贫血、中毒性眩晕、头部外伤后眩晕、屈光不正、神经官能症等。此外老年人的肾功能常常处于临界状态，应用耳毒性药物时，由于肾脏排泄功能差，容易导致耳毒性反应，表现为眩晕。常引起眩晕的药物还有链霉素、庆大霉素、水杨酸钠、奎宁、苯妥英钠和卡马西平等。

二、眩晕的分类

1. 周围性眩晕

脑干前庭神经核以下病变所致的眩晕称为周围性眩晕，多由耳源性疾患引起。

（1）梅尼埃病（MD）：为特发性内耳疾病，已证实的病理改变为膜迷路积水。于1861年首先由法国医师 P. Meniere 提出，并以此命名。其典型临床表现为反复发作性眩晕，波动性神经性耳聋，伴耳鸣、耳闷感。在季伟华等的研究中，MD 居周围性眩晕病因的第 2 位。乔文颖等的研究结果同样如此。

（2）良性发作性位置性眩晕（BPPV）：指某一特定头位时诱发的短暂阵发性眩晕，是由椭圆囊耳石膜上的碳酸钙颗粒脱落进入半规管所致。诊断主要依据典型的发作史，变位实验（Dix-Hallpike 试验、滚转试验/Roll-maneuver 试验）可诱发眩晕及眼震，排除其他疾病所致眩晕。本病多为自限性疾病，大多于数天至数月后渐愈。在乔文颖等的研究中，BPPV 居所有眩晕病因之首。邱峰等的研究中，BPPV 同样居所有眩晕病因首位。而在季伟华等的研究中，BPPV 居所有眩晕病因的第 2 位。

（3）前庭神经炎（VN）：又称前庭神经元炎，是病毒感染前庭神经或前庭神经元的结果。临床表现为剧烈的外周旋转感，常持续 24 小时以上，有时可达数天；伴剧烈的呕吐、心悸、出汗等自主神经反应。大多患者在数周后自愈。在季伟华等的研究中，VN 为周围性眩晕病因第 3 位。在乔文颖等人的研究中，VN 则居周围性眩晕病因的第 4 位。

（4）迷路炎：也称内耳炎，为细菌、病毒经耳源性、非耳源性途径侵犯骨迷路或膜迷路所致；常继发于化脓性中耳炎、镫骨底板手术、内耳开窗术、流行性腮腺炎、带状疱疹等；包括局限性迷路炎、浆液性迷路炎、化脓性迷路炎。患者多有听力障碍及长期外耳道流脓病史，轻者仅为转动头位时或用棉签擦耳、滴药入耳时出现短暂眩晕，严重者有自发性眩晕、恶心、呕吐、听力明显下降、耳深部疼痛、头痛等；耳部检查外耳道、中耳有大量恶臭分泌物，常有鼓膜穿孔；瘘管试验可为阳性，听力检查存在耳聋。在邱峰等的研究中，迷路炎居周围性眩晕病因的第 3 位。

（5）突发性耳聋伴发眩晕：耳蜗与前庭在解剖上毗邻，28%～57% 的突聋患者伴有前庭症状。马鑫等的一项对 121 例突聋患者的研究中，出现眩晕症状者有 45 例（37.19%），其中伴发真性眩晕的 23 例，22 例表现为眩晕、头闷、不伴旋转感。在乔文颖等的研究中，突发性耳聋占所有眩晕患者的 0.5%，为周围性眩晕病因的第 3 位，居于 BPPV、MD 之后。在邱峰等人的研究中，突发性耳聋占所有眩晕患者的0.3%，居周围性眩晕病因第4位。

（6）耳毒性药物所致眩晕：造成第八对脑神经（听神经）受损的药物称耳毒性药物，损害前庭神经末梢或前庭通路即可出现眩晕。具有前庭耳毒性的药物有氨基糖苷类（链霉素、新霉素、妥布霉素、庆大霉素等）、大环内酯类（红霉素）、多肽类抗生素（万古霉素、多黏菌素）、袢利尿剂（呋塞米、依他尼酸）、水杨酸类解热镇痛药（阿司匹林等）、抗疟药（奎宁、磷酸氯喹等）、抗癌药（顺铂、长春新碱等）。重金属（汞、铅、砷等）也具有前庭耳毒性。

（7）其他少见疾病：如上半规管裂综合征、双重前庭病、家族性前庭病、变压性眩晕、外淋巴瘘、大前庭水管综合征、前庭阵发症、耳硬化症、自身免疫性耳病等。

2. 中枢性眩晕

前庭中枢包括前庭神经核、前庭小脑、前庭中枢通路及前庭皮质。前庭中枢系统病变导致双侧前庭传入冲动不平衡，而中枢系统未产生适应时，则产生眩晕。在季伟华等的研究中，中枢性眩晕患者占所有眩晕患者的10.1%。

（1）脑卒中：刘伟等对173例60岁以上因眩晕就诊的老年患者的研究中，缺血性脑卒中34例，责任血管均为后循环，出血性脑卒中3例（其中小脑出血、脑桥出血、脑叶出血各1例），脑卒中所占比例为21.4%。王祥翔等研究发现，伴发眩晕的脑梗死多见于后循环梗死。

（2）后循环缺血：耿全现对187例因眩晕就诊的门诊患者及8例同期无眩晕的门诊患者行椎基底动脉MRA，发现眩晕组患者椎基底动脉硬化狭窄阳性率为78.61%，对照组阳性率为16.25%，两组结果存在统计学差异。两组患者随访6个月，观察组失访4例，对照组失访2例；未失访患者中眩晕组发生后循环梗死 28 例，对照组发生 2 例，两组后循环梗死发病率差别具有统计学意义。此外，锁骨下动脉盗血综合征也常引起眩晕症状。

（3）颅内肿瘤：桥小脑角肿瘤、第四脑室内室管膜瘤、小脑星形胶质细胞瘤、听神经瘤、脑干肿瘤、脑转移瘤等均可引起眩晕症状。

（4）颅颈交界区畸形：颅后窝颅底的骨性畸形压迫脑干的下部及脊髓的上部而出现眩晕、不稳感。最常见的为枕骨大孔区畸形，包括颅底凹陷、齿状突脱位、寰枕融合等。CT 及 MRI 可显示颅底畸形或小脑扁桃体下疝图像。

（5）多发性硬化（MS）：病灶累及脑干、小脑时可出现眩晕。本病以眩晕为首发症状者占 5% ~ 12%，在病史中有眩晕者占 30%。邱峰等的研究中，脱髓鞘病占所有眩晕患者的 1%。

（6）偏头痛性眩晕：眩晕的患者偏头痛非常常见，明显高于同年龄、同性别的对照组。其发病机制与偏头痛相同。据报道，偏头痛性眩晕患者占眩晕门诊患者的 7%。

（7）癫痫性眩晕：眩晕可为癫痫发作的先兆，少数患者只有眩晕的先兆感觉，而不出现其他精神运动性症状。其病变部位可在顶内沟、颞叶后上回、顶叶中后回、左侧额中回、颞枕顶交界区等。

（8）颈性眩晕：目前主流观点认为颈椎骨质增生刺激交感神经致血管痉挛，引起眩晕。Bayrak 等研究发现，正常情况下椎动脉血流速度与颈椎退变无明显相关性。熊焱昊等发现眩晕患者的颈椎旋转及半失稳发生率明显高于正常人群。居克举等发现椎动脉扭曲可能是导致颈源性眩晕的原因之一。

（9）药物、重金属、有机溶剂损伤前庭中枢所致眩晕：长期服用药物卡马西平、苯妥英钠，长期接触汞、铅、砷等重金属，接触有机溶剂甲醛、二甲苯、苯乙烯、三氯甲烷等可损伤小脑，导致眩晕。

（10）急性酒精中毒：急性酒精中毒出现的姿势不稳和共济失调是半规管和小脑的可逆性损害结果。

3. 精神疾患或其他全身疾患相关性眩晕

（1）精神性眩晕：焦虑、抑郁情绪可导致患者眩晕，眩晕亦可引起患者情绪障碍，两者相互影响。在季伟华等的研究中，精神性因素占眩晕原因的 35.8%，排在各病因之首，且女性远多于男性。吴春芳的研究中，84 例眩晕患者中合并情绪障碍的有 53 例（63%）。Eckhardt - Henn 等的研究发现，202 例眩晕患者的病因中，55.3% 为精神性因素，而器质性疾病导致者仅为28%，16.8% 为精神性因素与器质性疾病共病。可见情绪因素在眩晕病因中占有非常重要的地位，在排除各系统器质性疾病的基础上，应考虑精神性眩晕的可能。

（2）全身疾患相关性眩晕：当病变损伤前庭系统时可引发眩晕，见于血液病（白血病、贫血）、内分泌疾病（低血糖、甲状腺功能低下或亢进等）、心脏病时的射血减少、低血压、各种原因造成的体液离子、酸碱度紊乱、眼部疾患（眼肌麻痹、眼球阵挛、双眼视力不一致性等）。此外，近几年已关注雌激素水平与眩晕的关系。

（3）其他：也有心绞痛、主动脉夹层、肺炎等以眩晕为首发症状或主要症状的报道。

三、护理评估

（一）临床表现

1. 真性眩晕（旋转性眩晕）

真性眩晕多为自身或外物的旋转、翻滚、晃动等运动感，且常伴恶心、呕吐、倾斜、眼震、平衡障碍等症状，又称为系统性眩晕。

2. 非真性眩晕（非旋转性眩晕）

非真性眩晕又称假性眩晕或非系统性眩晕，多为自身摇晃、漂浮、升沉等自身不稳定感。可有眼及全身疾病的相应症状或病史。

体征：

1. 真性眩晕

真性眩晕常有眼球震颤、肢体倾斜或倾倒、错定物位、平衡障碍等症状。

2. 假性眩晕

假性眩晕常伴有眼疾及全身有关疾病的相应体征，一般不伴眼震及明显自主神经症状。

（二）实验室检查及其他检查

1. 眼科检查

眼科检查包括视力、视野、复相分析、瞳孔、眼底检查等。必要时，行眼震电图、视网膜电图、视动功能及视觉诱发电位等检查，以明确或排除眼疾及视神经病患。

2. 耳科检查

耳镜检查可观察耳道、鼓膜病变；听力测定可行耳语、音叉试验及电听力测定、耳蜗电图或听觉诱发电位等检查。

3. 前庭功能检测

（1）平衡障碍可行过指试验、Romberg 或 Mann 试验及步态观察有无倾斜或倾倒。

（2）眼球震颤诱发试验可行位置性诱发、变温试验（冷热水交替）、旋转椅试验、直流电试验等，以观察眼球震颤与自主神经反应出现的潜伏期、持续时间、方向、类型，双侧对比以及更加客观、敏感、可靠的眼震电图测定。

4. 神经科理学检查

该检查有助于脑部疾病的定位诊断。

5. 血及脑脊液检查

该检查有助于对感染、内分泌代谢疾病、血液病、血管病、尿毒症、中毒性疾病等的定性诊断。

6. 血流动力学检查

TCD、脑循环动力（CVA）有助于脑部血管狭窄、闭塞及血流速度、血流量等项的测定，对脑血管病的诊断有重要意义。

7. 影像学检查

颈椎、内耳道、颅底 X 线平片有助于发现颈椎病、听神经瘤、颅底畸形；脑血管造影可发现血管畸形、动脉瘤、血管狭窄及阻塞的部位；CT 及 MRI 可发现骨折、出血、梗死、占位病变或炎症病灶。

8. 其他

脑电图、脑地形图、心电图，可依病情选择检查。

（三）诊断和鉴别诊断

根据病史及上述症状可做出诊断，体格检查时，重点对心、肺、肝、肾功能，脑神经功能包括眼球运动、眼震、听力、步态、肢体共济运动等进行检查，以作为鉴别。

四、治疗

（一）一般治疗

积极寻找病因，进行病因治疗。如颅内感染，应积极控制感染；颅内肿瘤，应手术治疗；椎基底动脉系统血栓形成，应用低分子右旋糖酐、血管扩张剂、抗凝剂、肾上腺皮质激素等；体质差者应积极进行体育锻炼。发作期宜卧床休息，防止起立时跌倒受伤，减少头部转动。要保持心情舒畅，不宜过多饮水。饮食宜素食为主，不宜食用酒、浓茶、咖啡、韭菜、辣椒、大蒜等刺激性食物。

（二）药物治疗

1. 镇静剂

一般眩晕者可给氯丙嗪（25 mg）、苯巴比妥（0.03 g）、地西泮（2.5 mg），每日 3 次口服或肌内注射。

2. 茶苯海明

茶苯海明 50 mg，每日 3 次口服。

3. 甲氧氯普胺（胃复安）

甲氧氯普胺 10 mg，每日 3 次口服。对晕车、晕船者，有较好疗效。

4. 氟桂利嗪

氟桂利嗪 10 mg，每日 1 次口服，10 天为 1 个疗程。

5. 培他司汀

文献报道应用本品每日 12 mg，分 3 次服用，治疗各种原因引起的眩晕 30 例（梅尼埃综合征 18 例，高血压动脉硬化 6 例，颈椎病 2 例，中耳炎、迷路炎、脑震荡后遗症、链霉素中毒各 1 例），多数于服用 4~12 小时即有明显效果，最快者 2 小时即见效。症状、体征消失时间为 2.3±1.9 天，总有效率 96%。

6. 利多卡因

本品具有调节自主神经系统或扩张脑微血管，改善脑循环和内耳微循环的作用。有人给 100 例患者用本品 50 mg 加 25% 葡萄糖 40 mL 缓慢静脉注射，每日 1~2 次，结果效果显著。国外有人用本品鼓室注射治疗梅尼埃综合征 28 例，获良效。

7. 地芬尼多

地芬尼多为强效抗晕止吐药。对眩晕、呕吐和眼球震颤均有明显疗效，对头痛和耳鸣亦有较好疗效。剂量 25~50 mg，每日 4 次。6 个月以上儿童，首剂 0.9 mg/kg，必要时 1 小时可重复 1 次，以后每 4 小时给药一次。1 天剂量 5.5 mg/kg，6 个月以下儿童禁用。肌内注射时剂量相应减少1/5~1/2。本品应在严密监护下给药。青光眼、窦性心动过速及胃肠道或泌尿生殖道阻塞的患者应慎用。

8. 复方氯化钾液

取10%葡萄糖500 mL加10%氯化钾10 mL、地塞米松10 mg、维生素$B_6$100 mg静脉滴注。有人治疗眩晕症88例，有效率93.18%，优于对照组，$P<0.005$。钾具有改善内外淋巴囊中K^+不平衡的病理过程，使内外淋巴囊与细胞内外K^+浓度迅速恢复正常平衡状态的作用；激素具有膜稳定等作用；维生素B_6是细胞代谢的良好辅酶，可增加氨基酸与脂肪的代谢。三种药合用具有很好的调节和协同效果。

（三）高压氧治疗

对慢性眩晕，用高压氧治疗有效。

五、护理

（一）一般护理

1. 卧床休息

急性眩晕发作时，应卧床休息，避免头部活动。

2. 饮食

宜给低盐饮食，避免刺激性饮食及饮酒。

3. 心理护理

患者常有恐惧感，应注意给予精神安慰，向患者说明眩晕并非严重疾病，经治疗和休息可好转，以消除顾虑。

（二）病情观察与护理

1. 观察眩晕程度

眩晕剧烈但无突出的症状，伴眼球震颤者，大多是梅尼埃综合征，应嘱患者闭目休息。

2. 观察眩晕性质

眩晕呈旋转性，为耳性眩晕；眩晕呈非旋转性，常为中枢性眩晕；眩晕伴耳鸣、耳聋，间歇期恢复，为耳性眩晕；眩晕有耳鸣和其他颅神经及中枢神经症状，为中枢性眩晕。护理中应详细观察症状并记录，协助医师诊断。

六、健康指导

（1）注意劳逸结合，勿过度劳累。平时注意锻炼身体，以增强体质，鼓励患者保持乐观情绪，以减少发病的机会。

（2）积极治疗中耳炎，去除病灶。

（3）注意颈椎保健，椎基底动脉供血不足者应注意头部转动时，动作宜缓慢。老年或高血压患者，睡醒后不宜马上起床，应休息片刻，然后缓慢起立，以免脑血供不足，引起直立性低血压而产生眩晕。平时注意颈椎锻炼，尤其是坐位低头工作者，应定时做颈部活动，防止颈椎病变。

（4）晕动病患者，在乘车前不宜过饱，亦不可空腹，应在乘车前 2 小时进少量易消化食物；可先服茶苯海明（或舟车宁）；亦可在脐部贴伤湿止痛膏，加以预防。乘车时须坐在靠窗通风及颠簸较轻的座位上，闭目休息，勿观望窗外移动物。

（5）告诫患者不宜从事高空作业、航空、航海及其他高速运动的职业，亦不宜骑自行车，以防突发眩晕，产生危险。一旦发生眩晕，立即靠边站立，闭目扶持物体。如无物可扶，同时蹲下，防止摔倒，休息片刻。有条件者应立即躺下，待好转后再缓慢行走。亦可随身携带茶苯海明，发作时及时吞服，以减轻症状。

第三节 晕 厥

晕厥是指各种病因导致的突然、短暂的意识丧失和身体失控，既而又自行恢复的一组临床表现。典型的晕厥发作时间短暂，意识丧失时间很少超过 30 秒。部分晕厥发作之前出现眩晕、耳鸣、出汗、视物模糊、面色苍白、全身不适等前驱症状，此期称为前驱期。发作之后出现疲乏无力、恶心、呕吐、嗜睡，甚至大小便失禁等症状，称为恢复期。因此，晕厥的整个过程可能持续数分钟或更长。晕厥通常不会产生逆行性遗忘，且定向力和正确行为常迅速恢复。晕厥应与癫痫发作、睡眠障碍、意外事故、精神病等真正的引起意识丧失的疾病相鉴别。

一、病因和分类

引起晕厥的原因很多，但主要是低血压、低血糖、脑源性、心源性、血管性、失血性、药物过敏性，以及精神受强烈刺激、剧烈疼痛、剧烈咳嗽等导致的。其中除心源性（急性心肌梗死、室颤、心律不齐等）、脑源性（脑血管破裂、栓塞和脑挫伤等）、失血性（各类大出血）常有生命危险外，其余原因发生的晕厥大都无生命危险。晕厥最常见的种类：

（一）单纯性晕厥

单纯性晕厥是由于某种强烈刺激引起的，是晕厥中最常见的一种，占半数以上。多见于年轻、平素体弱而情绪不稳的女性，一般无严重器质性病变。其发生是由于各种刺激通过迷走神经反射，而引起周围血管扩张，使回心血量减少，排血量降低，导致脑组织一过性缺血。往往在立位时发生，很少发生于卧位，发病前有明显的诱发因素，如恐惧、剧痛、亲人亡故、遭受挫折、空腹过劳或手术、出血、见血、注射、外伤、空气污浊闷热等。发作前常有头昏、恶心、出冷汗、面色苍白、眼前发黑等前驱症状，几秒钟到几分钟，随即意识丧失而昏倒。晕厥时，心率起初较快，以后则显著减慢，每分钟 50 次左右，规则而微弱，血压在短时间内可出现偏低现象，让病员躺下后即能恢复，并无明显后遗症。

（二）直立性晕厥

直立性晕厥也是临床上较常见的一种晕厥，又称体位性低血压。多见于老人或久病常卧者突然站立或蹲下复立时发生。其特点是血压骤然下降，眼前发黑冒"金星"。心率加快，昏厥时间短暂，发生时无明显前兆。

（三）排尿性晕厥

排尿性晕厥多见于年轻人或老年人夜间起床排尿者。当他们被尿憋醒后，因突然起床和用力排尿，腹压大减，使上身血液回流至腹腔，导致脑部缺血而发生晕厥。

（四）剧咳性晕厥

剧咳性晕厥多因剧烈的痉挛性咳嗽导致，为一时性晕厥。剧咳时患者多先感心慌、气喘、眩晕、眼花而很快失去意识与知觉。

（五）颈动脉窦综合征

临床上较少见，好发于中年以上，尤其老年伴动脉硬化者，常因压迫颈动脉窦的动作，如衣领过紧、突然转动颈部以及在室上性心动过速时做颈动脉窦按摩时，或因局部淋巴结肿大、肿瘤、瘢痕的压迫等，均可刺激颈动脉窦使迷走神经兴奋，从而心率减慢，血压下降，脑缺血而发生晕厥，并可伴有抽搐。因此对老年人尤其伴动脉硬化者，按摩颈动脉窦的时间不宜超过 10 秒，并切忌两侧同时进行，预防晕厥发生。

（六）癔症性晕厥

临床上多见于年轻女性。发病前往往有明显的精神因素。发作时常有气管堵塞感、心悸、眩晕、过度换气、手足麻木等，随即出现意识丧失，肢体无规律性的抽搐，且持续时间较长，达数分钟至数小时以上，发作时血压及脉搏往往无改变。此外，患者可伴有其他精神症状，既往可有类似的发作史，并可在卧位时发生。

（七）心源性晕厥

心源性晕厥为晕厥中最严重的一种，是由于心律失常，心排血发生机械性阻塞，血氧饱和度低下等因素引起心排出量减少或中断，导致脑缺血而发生晕厥。在心源性晕厥中，以心律失常所致者最常见。由于各种疾病或药物的毒性作用引起心脏停搏、心动过缓、心动过速，使心排出量骤减或停止，导致急性脑缺血而发生晕厥，可见于阿—斯综合征、奎尼丁的药物使用、QT间期延长综合征等。心源性晕厥发作的特点是用力为常见发病诱因，发作与体位一般无关，患者多有心脏病史及体征。

（八）脑源性晕厥

临床上多见于患者原有高血压史或有肾炎、妊娠毒血症者在血压突然升高时，脑部血管痉挛、水肿，导致一时性、广泛性脑血液供应不足。晕厥发作时多伴有剧烈头痛、视物模糊、恶心、呕吐等先驱症状，继之神志不清伴抽搐。

（九）低血糖性晕厥

低血糖性晕厥多见于严重饥饿者或长时间进食很少者，以及糖尿病与低血糖患者。由于脑部主要靠葡萄糖来供应能量，如血糖过低，则影响脑的正常活动而发生晕厥。发作前常有饥饿、乏力、心慌、眩晕、眼前突然发黑而晕倒。晕厥时面色苍白、出汗、心率加快，给予葡萄糖后即可清醒。

二、护理评估

（一）病史

询问过去有无相似的发作史，有无引起晕厥的有关病因。问清发作与劳动的关系，如主动脉瓣狭窄常在劳动时发作。开始发作时的体位，如血管抑制性晕厥一般发生于坐位或立位，直立性晕厥在平卧立起时发生。发作与情绪变化的关系，发作与饮食、药物的关系，如低血糖晕厥常于空腹时发作。询问起病的缓急和持续时间的长短，大多数晕厥发作仅持续几秒钟。主动脉瓣狭窄、血糖过低及急性脑缺血疾病常引起较长时间的知觉丧失。

（二）临床表现

突然昏倒，不省人事，面色苍白，四肢厥冷，脉搏缓慢，肌肉松弛，瞳孔缩小，收缩压下降，舒张压无变化或较低，短时间内能逐渐苏醒（通常不超过 15 秒），无手足偏废和口眼歪斜。

体格检查要全面系统地进行，注意测定仰卧和直立位时的血压。心脏听诊注意有无心律失常、有无杂音及震颤。神经系统检查有无定位体征等。

（三）实验室及其他检查

1. 实验室检查

血液检查：可示贫血、低血氧、低血糖；血气分析可示低氧、低碳酸血症；血液毒物检测等有助于血源性晕厥的诊断。

2. 心电图

心电图示心律失常、心肌缺血或梗死等，有助于心源性晕厥的诊断。

3. 脑电图

脑电图示广泛同步慢波化（发作期）。

4. TCD、CVA、SPECT、PET 等项检测

可提示脑血管狭窄，血流不畅，脑供血不足。

5. 脑血管造影

脑血管造影可提示血管狭窄及偷漏情况。结合第 2、3 项检查，有助于脑源性晕厥的诊断。

6. CT、MRI

CT、MRI 有助于发现引起脑源性晕厥的病变。

7. X 线检查

X 线检查可发现有颈椎病及颅脊部畸形改变等。

8. 诱发试验

（1）直立倾斜试验：血管迷走神经反射性晕厥多呈阳性。

（2）颈动脉窦按摩试验：颈动脉窦性晕厥常呈阳性，行此试验应小心，并应备急救用药。

（3）双眼球压迫法：迷走神经兴奋者多呈阳性。

（4）屏气法（Weber 法）：屏气晕厥常示阳性。

（5）深呼吸法：呼吸过度所致血源性晕厥常呈阳性。

（6）吹张法（Valsalva 法）：心源性及反射性晕厥常呈阳性。

（四）诊断

一般可依据病史、体检和相关辅助检查对晕厥做出临床诊断，晕厥与眩晕、跌倒等症状也相对容易鉴别，但临床上癫痫与晕厥鉴别诊断有时存在一定困难，特别在晕厥继发抽搐时容易误诊。除了脑电图和动态脑电图外，以下临床特征对两者的鉴别有所帮助：

（1）晕厥患者常伴有出汗、恶心等症状，癫痫患者则鲜有上述症状。

（2）晕厥发作后一般意识恢复快、完全，少有精神错乱，而癫痫发作后常有意识模糊状态，部分还有嗜睡或精神错乱。

（3）癫痫患者肢体抽搐持续时间长，而且多出现在意识丧失之前或同时，晕厥患者出现抽搐的形式为全身痉挛，持续时间短，多发生在意识丧失之后 10 分钟以上者。

（4）癫痫发作与体位和情景改变无关，而晕厥常具有以下诱因：疼痛、运动、排尿、情绪刺激和特殊体位等。

三、治疗

（一）对症处理

发作时应取平卧位，将所有紧身的衣服及腰带松解，以利呼吸，将下肢抬高，以增加回心血量。头部应转向一侧，防止舌部后坠而阻塞气道。紧急情况下可针刺中百会、合谷、十宣穴。

（二）病因治疗

心源性晕厥应处理心律失常，如心房颤动或室上性心动过速时，可应用洋地黄治疗。完全性房室传导阻滞所致的晕厥，最好使用心脏起搏器。心室颤动引起的晕厥，可用电击除颤。对脑部及其他神经疾患所引起的晕厥，主要是治疗原发病。体位性低血压可试用麻黄碱 25 mg，每日 2～3 次；或哌甲酯（利他林）10～20 mg，早晨、中午各服 1 次。排尿性晕厥应劝告患者靠墙或蹲位小便。咳嗽性晕厥应治疗肺部炎症。

（三）药物治疗

药物治疗主要适用于部分血管迷走性晕厥（VVS）和直立性晕厥患者，其目的在于阻断 VVS 和直立性晕厥的触发机制中的某些环节，常用的药物包括以下几种类型。

1. β 受体阻滞剂

该类药物为目前常用的一线药物，通过阻断高水平儿茶酚胺的作用，降低心肌收缩力，减慢心率，降低对心脏机械感受器的刺激而起作用。常用的药物为阿替洛尔，25～100 mg/d，1～2 次/天，口服，常见不良反应有心动过缓、血压下降、头痛、眩晕、恶心、乏力、失眠和抑郁。其他药物包括：普萘洛尔、美托洛尔和吲哚洛尔等。

2. 皮质类固醇激素

氟氢可的松可增加肾脏对钠的重吸收，增加血容量，也可能通过影响压力感受器灵敏度，降低血管对去甲肾上腺素缩血管作用的敏感性，降低交感神经活性。0.1～0.2 mg/d，2次/天，口服。该药尤其适用于家族性 VVS 及年轻的 VVS 患者。

3. 抗心律失常药

丙吡胺具有抑制心肌细胞 0 相上升速度、中度减慢传导速度、延长复极的作用。此外，它还有抗胆碱能效应，直接收缩血管的作用。对于 β 受体阻滞剂治疗失败，伴有心动过缓或心脏停搏的患者很有效，但由于丙吡胺有潜在的致心律失常作用和明显的抗胆碱不良反应，一般不作为一线药物。

4.5 - 羟色胺（5 - HT）再摄取抑制剂

5 - HT 在 VVS 的发作中有降低血压和减慢心率的作用，5 - HT 再摄取抑制剂可阻断突触间隙的 5 - HT 再摄取，突触后 5 - HT 受体密度下调，可减少 5 - HT 的作用。可选用的药物有：氟西汀，20～40 mg/d，1 次/天，口服；盐酸舍曲林，50～100 mg/d，1 次/天，口服。5 - HT 再摄取抑制剂的有效性有待于进一步证实，推荐和其他药物合用。对于那些与精神因素密切相关，而且频繁发生的过度换气后"晕厥"患者，这类药物也可选用。

5. α 受体激动剂

米多君（甲氧胺福林）为选择性 α 受体激动剂，可增强周围血管收缩，增加外周血管阻力，减少静脉血容量、减少重力对中心血容量分布的影响，提高低血压患者直立位血压，可有效改善因血容量不足出现的脑缺血症状。2.5～10 mg/d，2 次/天，口服。其他药物包括去氧肾上腺素、哌甲酯，但只有甲氧明的疗效在随机临床实验中获得证实。

6. 其他药物

抗胆碱能药物可降低 VVS 的高迷走张力，提示对晕厥的治疗可能有效；血管紧张素转换酶抑制剂（ACEI）通过减少血管紧张素 II 的产生而减少对血管紧张素 II 受体的刺激，达到抑制儿茶酚胺分泌的目的，从而阻断晕厥发生的关键启动环节，防止晕厥的发生；茶碱因其可阻断腺苷引起的低血压，有抗心动过缓作用，故可能对 VVS 有效。其他药物还包括麻黄碱、可乐定和中药等，这些药物的疗效均需进一步临床研究予以证实。此外，夜尿增加的患者可使用去氨加压素治疗，奥曲肽（生长抑制素）可治疗餐后低血压，红细胞生成素可治疗贫血等。

四、护理

（1）立即将患者放在一个最能增加脑血液灌流量的位置，如坐位时应将患者的头放低到位于两膝之间或呈仰卧位置。所有紧的衣服及其他一些紧身的东西均应松解，以利呼吸，将下肢抬高，以增加回心血流量。

（2）头部应转向一侧，使舌头不能向后坠落至咽喉部而阻塞气道。如果体温低于正常，应在患者身上盖暖和的被子。勿让患者起来，直到患者感到全身无力已消失，在患者起来后的几分钟内应该特别注意，以免再次晕厥。

（3）有抽搐者，将开口器或多个压舌板用纱布包好，置于齿间，将口撑开，以免舌咬伤。

（4）观察生命体征，注意血压、呼吸频率及节律、心率及心律有无改变；皮肤有无发绀、水肿、色素沉着；有无病理反射及神经系统阳性体征。如晕厥发作伴面色红润，呼吸慢而伴有鼾声；或晕厥发作期间，心率超过每分钟 180 次或低于每分钟 40次，分别考虑有脑源性或心源性晕厥可能者，应立即报告医生处理。

五、健康指导

平时要注意情绪控制，遇事不要急躁及感情冲动。气血虚弱者要注意劳逸结合，保持充足的睡眠时间，不要过度饥饿。对于精神空虚、感情脆弱者，尽量不要参加吊唁，避免发生昏厥。在盛暑季节，或进行高温作业，要采取有效措施，预防中暑。要饮食有节，饮酒适当，合理控制房事。

第四节　意识障碍

意识障碍是指人体对外界环境刺激缺乏反应的一种精神状态。大脑皮质、皮质下结构、脑干网状上行激活系统等部位损害或功能抑制即可导致意识障碍。其可表现为觉醒下降和意识内容改变，临床上常通过患者的言语反应、对针刺的痛觉反应、瞳孔对光反射、吞咽反射、角膜反射等来判断意识障碍的程度。

以觉醒度改变为主的意识障碍包括：

1. 嗜睡

患者表现为睡眠时间过度延长，但能唤醒，醒后可勉强配合检查及回答问题，停止刺激后继续入睡。

2. 昏睡

患者处于沉睡状态，正常外界刺激不能唤醒，需大声呼唤或较强烈的刺激才能觉醒，醒后可做含糊、简单而不完全的答话，停止刺激后很快入睡。

3. 浅昏迷

意识大部分丧失，无自主运动，对声、光刺激无反应，对疼痛刺激尚可出现痛苦表情或肢体退缩等防御反应，角膜反射、瞳孔对光反射、眼球运动和吞咽反射可存在。

4. 中度昏迷

对周围事物及各种刺激均无反应，对剧烈刺激可有防御反应，角膜反射减弱、瞳孔对光反射迟钝、无眼球运动。

5. 重度昏迷

意识完全丧失，对各种刺激全无反应，深、浅反射均消失。

以意识内容改变为主的意识障碍包括：

1. 意识模糊

患者表现为情感反应淡漠，定向力障碍，活动减少，语言缺乏连贯性，对外界刺激可有反应，但低于正常水平。

2. 谵妄

谵妄是一种急性脑高级功能障碍，患者对周围环境的认识及反应能力均有下降，表现为认知、注意力、定向与记忆功能受损，思维推理迟钝，语言功能障碍，错觉、幻觉，睡眠觉醒周期紊乱等，可表现为紧张、恐惧和兴奋不安，甚至有冲动和攻击行为。

一、病因和发病机制

意识障碍的病因比较复杂，常见于下列疾病。

（一）颅内病变

颅内病变常见为出血、梗死、炎症、外伤与肿瘤等。

1. 脑出血性疾病

脑出血性疾病常见于脑出血与蛛网膜下隙出血。但自 CT 应用以来少量的脑出血包括基底核区出血、桥脑出血很少引起昏迷。

2. 脑梗死

如脑栓塞、脑血栓形成等也可引起昏迷。

3. 炎症

如各种脑炎、脑脓肿、脑膜炎等。

4. 外伤

如脑震荡、脑挫裂伤、外伤性颅内血肿等。

5. 肿瘤

如脑肿瘤等。

6. 其他

如癫痫、中毒性脑病等。

（二）全身性疾病

1. 急性感染性疾病

急性感染性疾病见于全身重度感染，包括各种细菌、病毒、螺旋体、寄生虫等。常见于败血症、肺炎、猩红热、白喉、百日咳、伤寒及泌尿道感染。

2. 心血管疾病

心血管疾病如心律失常、心肌梗死、肺性脑病和高血压性脑病等。

3. 水、电解质平衡紊乱

如慢性充血性心力衰竭、慢性肾上腺皮质功能减退症等引起的稀释性低钠血症等。

4. 内分泌及代谢障碍性疾病

如尿毒症、肝病、甲状腺危象、糖尿病、高渗性糖尿病、低血糖及慢性肾上腺功能减退症等所引起的昏迷。

5. 外源性中毒

外源性中毒包括工业毒物中毒、农药类中毒、药物类中毒、植物类中毒、动物类中毒等。

二、护理评估

（一）病史

要注意详细询问发病过程，起病缓急，昏迷时间及伴随症状，如突然发病者见于急性脑血管病、颅脑外伤、急性药物中毒、一氧化碳中毒等。缓慢起病者见于尿毒症、肝昏迷、肺性脑病、颅内占位性病变、颅内感染及硬膜下血肿等。昏迷伴有脑膜刺激征见于脑膜炎、蛛网膜下隙出血；昏迷伴有偏瘫以急性脑血管病多见；昏迷伴有颅内压增高见于脑出血及颅内占位性病变；昏迷抽搐常见于高血压性脑病、子痫、脑出血、脑肿瘤、脑水肿等。此外，要注意有无外伤或其他意外事故，如服用毒物、接触剧毒化学药物和一氧化碳中毒等；以往有无癫痫发作、高血压病、糖尿病及严重的心、肝、肾和肺部疾病等。

（二）临床表现

昏迷是高度的意识障碍，意识完全丧失，体格检查时不能合作。在程度上有深浅之分。

1. 浅昏迷

患者意识模糊，对呼吸有反应，答话简短而迟缓，对强烈的疼痛刺激有反应，瞳孔对光反射存在，吞咽、咳嗽、打喷嚏等反射均存在，脉象、呼吸、血压多无变化。

2. 中昏迷

对各种外界刺激多无反应，或反应极为迟钝，答话含糊不清或答非所问，对强烈的疼痛刺激可出现简单的防御反射，瞳孔对光反射存在但较迟钝，大小便失禁或潴留，呼吸速率或节律可有变化。

3. 深昏迷

对各种刺激均失去反应，瞳孔散大或缩小，角膜反射、吞咽反射、咳嗽反射消失，肌肉松弛，腱反射消失，大小便失禁或潴留，脉象、血压、呼吸多有异常改变。

4. 伴随状态

（1）伴发热：发热见于感染性疾病。冬季见于流脑、肺炎；夏秋季见于乙型脑炎、中毒性细菌性疾病、脑型疟疾或中暑等；无发热而皮肤湿冷者见于有机磷中毒、巴比妥类中毒、休克、低血糖昏迷等。

（2）伴呼吸减慢：呼吸减慢可见于有机磷、巴比妥类、阿片中毒；深大呼吸者见于尿毒症或糖尿病酮症酸中毒。

（3）伴瞳孔扩大：瞳孔扩大见于癫痫、颠茄类中毒、低血糖昏迷；瞳孔缩小见于有机磷、巴比妥类、毒蕈中毒及尿毒症或脑干出血；双侧瞳孔大小不等或忽大忽小，提示脑疝形成早期。

（4）伴脑膜刺激征：多为中枢神经系统感染，见于各种脑炎、脑膜炎、蛛网膜下隙出血等。

（5）伴局灶性神经体征或偏瘫：该症状见于脑血管意外或颅内占位性病变。

（6）伴抽搐：抽搐多见于脑血管意外、癫痫、药物中毒（如大量异烟肼中毒）。

（7）伴深度黄疸：深度黄疸可能系急性或亚急性重型肝炎，若有慢性肝病史、腹水者则为肝硬化所致肝性脑病。

（8）伴皮肤黏膜淤点、淤斑：该症状常提示为败血症，特别是金黄色葡萄球菌感染，在冬季应警惕流行性脑脊髓膜炎。

（9）伴视神经乳头水肿：视神经乳头水肿是颅内高压的重要客观指征；有视网膜渗出、出血、动脉的改变者，要考虑尿毒症、恶性高血压和糖尿病的存在。

（10）呼吸气体亦有助于诊断，如伴有大蒜气味、分泌物增多者，系有机磷中毒；肝臭者为肝性脑病；尿臭味为尿毒症；烂水果味系糖尿病酮症酸中毒；酒味为乙醇中毒。

（三）体格检查

要仔细观察体温、脉搏、呼吸、血压、皮肤等。如严重感染性疾病体温可升高，影响下丘脑体温调节中枢引起中枢性高热，体温多在40℃以上；体温下降多见于周围循环衰竭或下丘脑功能紊乱；高颈髓病变、急性感染性多发性神经根神经炎及重症肌无力危象可表现呼吸困难；高血压见于急性脑血管病、子痫、高血压性脑病；低血压见于心肌梗死、心脑综合征、安眠药物中毒及重度感染等引起的昏迷；皮肤呈樱桃红色见于一氧化碳中毒；慢性肾上腺皮质功能减退可有皮肤色素沉着；败血症可出现淤点与低血糖；休克时皮肤湿润多汗；糖尿病昏迷、尿毒症与抗胆碱能药物中毒则皮肤干燥无汗。此外，瞳孔大小与光反射的变化常提示患者的病情变化。单侧瞳孔散大排除药物作用应视为视神经或动眼神经损害，见于脑外伤、脑出血及颅内占位性病变引起的颞叶沟回疝，预后不良。眼底如发现视神经乳头水肿，提示颅内压增高。脑膜刺激征阳性，见于脑膜炎、蛛网膜下隙出血或脑疝。昏迷患者如无肢体运动反应、肌张力低下、腱反射消失，或出现异常的伸张反射或屈曲反射常提示预后不良。

（四）实验室及其他检查

1. 一般常规检查

常规检查包括血、尿、大便常规，血生化，电解质及血气分析等。

2. 脑脊液检查

为重要辅助诊断方法之一，脑脊液的压力测定可判断颅内压是否增高，但应慎重穿刺，以免脑疝形成。

3. 其他检查

脑电图、CT 检查、脑血管造影等检查可出现异常。

（五）鉴别诊断

应注意和晕厥、癔症性昏睡相鉴别。

三、治疗

意识障碍的治疗需要一个护理团队良好的协调配合。初诊时，在迅速判断意识水平和瞳孔情况后，应立即尽可能地维持正常的呼吸和循环功能；有脑疝征象者应立即处理颅内高压情况，然后，通过详细的病史、周密的体格检查及辅助检查找寻昏迷的病因；在抢救过程中严密监测生命体征，并进行频繁的评估。

（一）病因治疗

对颅内出血或肿瘤，要立即考虑手术清除的可能；脑膜炎要针对不同性质给予足量的抗生素；低血糖昏迷立即静脉注射50%葡萄糖 60～100 mL；糖尿病昏迷应立即请内科协助抢救；中毒则可给予相应的解毒剂等，不一一举例。

（二）对症处理

为了维持昏迷患者有效的呼吸循环，及时补充水及电解质，促使患者神志恢复，减少及预防并发症，特别对病因不明患者或在病因治疗的同时，进行积极的对症治疗更显得重要。

（1）保持呼吸道通畅，注意吸痰，对病情严重者，应行气管切开术。自主呼吸停止者需给予人工辅助呼吸。

（2）纠正休克，注意心脏功能。

（3）对颅内压增高、脑疝者，应立即采用措施降低颅内压。

（4）开放性伤口应及时止血、清创缝合，注意有无内脏出血。

（5）疑有糖尿病、尿毒症、低血糖、电解质及酸碱失衡者应抽血检查。

（6）对服毒、中毒可疑者洗胃，并保留洗液送检。

（7）有高热或低温者，则对症处理。

（8）有尿潴留者进行导尿等处理。

（9）维持水、电解质及酸碱平衡。

（10）防治感染，尤应注意预防肺、尿道、皮肤感染。

（11）抗癫痫药物治疗。一旦有癫痫发作，用苯巴比妥钠0.1～0.2 g，肌内注射；若呈现癫痫持续状态，可用地西泮10 mg，缓慢静脉注射。

以上处理应分清轻重缓急，妥善安排，以免坐失良机，各项具体措施可参考有关章节。

（三）脑复苏

直接病因已经去除的昏迷患者，可行脑复苏治疗，以促进神经功能的恢复。可给脱水剂以减轻脑水肿，给予促进细胞代谢的药物，如谷氨酸盐或钾盐、ATP、肌苷、各种维生素、乙酰谷酰胺、醒脑静、胞二磷胆碱等。

四、护理

（一）一般护理

（1）昏迷患者应安排在便于观察的病室，便于观察和抢救。躁动者应加床挡以防坠床，或适当地约束以便治疗的进行。体位应取仰卧位，头偏向一侧，有假牙者应取下，以免误咽引起窒息。注意保暖。

（2）要有专人护理，建立特别记录单，记录出入量，6 小时无小便者应报告医生给予处理。吞咽困难且无禁忌证者应给予鼻饲流质；有条件时可采用静脉高营养灌注，并注意补液，维持水、电解质平衡。

（3）保持呼吸道通畅，昏迷患者由于咳嗽反射消失，呼吸道分泌物不易排出，易发生窒息或吸入性肺炎。应用吸引器将喉部分泌物吸出，防止舌后缩发生气道阻塞，如有舌后缩宜用舌钳将舌拉出，缺氧时给予吸氧、气管插管或气管切开术，切开后应按气管切开术后护理。

（4）积极防治感染，重视口腔护理，每日进行两次口腔清洗，常用粗棉签或棉球蘸冷开水或生理盐水、3% 过氧化氢、复方硼酸溶液拭洗。如口腔黏膜有破溃，局部可涂甲紫。

（5）昏迷患者眼睛常闭合不全，致使角膜外露、干燥及因异物刺激而发生角膜炎、角膜溃疡和结膜炎。可用生理盐水纱布或凡士林纱布遮盖眼部，并定时滴入抗生素眼药水或涂眼膏。要保持眼部清洁，及时清除分泌物。

（二）病情观察与护理

1）观察昏迷程度，若患者对周围光、声等反射消失，强刺激亦不能醒，但部分深反射仍存在，有时表现无目的四肢舞动和谵语，腱反射亢进，为浅昏迷的表现。若仅有呼吸、心跳，而无角膜结膜反射、瞳孔对光反射、吞咽反射，肢体动作均消失，为深昏迷的表现。深浅昏迷程度与预后有着密切关系。必须密切观察，及时做出正确判断。

2）观察眼球及瞳孔变化，注意有无凝视、斜视、眼球固定、双侧眼球不等大，有利于判断有无颅内病变，如脑水肿、脑疝等。

3）观察病因，以协助医生诊断及抢救。

（1）若昏迷伴发热，起病急，出现不同程度神经系统症状、脑膜刺激症状及意识障碍等，应考虑中枢神经系统感染，如化脓性、结核性脑膜炎，乙型脑炎和其他各类脑炎，中毒性脑病，脑脓肿等。

（2）若昏迷不伴发热，有脑膜刺激征或神经系统症状时，应结合年龄、病史或其他症状，考虑非感染性中枢神经系统疾病。如高血压脑病、颅脑外伤、脑血管畸形出血等。

（3）若昏迷伴呕吐、惊厥、呼吸有异味，不伴脑膜刺激征，结合临床表现，可考虑代谢性酸中毒、糖尿病昏迷、尿毒症、肝性脑病等。

4）严密观察体温、脉搏、呼吸、血压的变化，发现异常及时报告医生。

5）备好各种抢救药品及器械。鼻导管吸氧流量以 2 L/min 为宜。呼吸衰竭时，可协助医师采用呼吸机维持通气功能。及时准确抽血送有关化验，维持水、电解质及酸碱平衡。

（三）治疗护理

（1）为预防肺部感染，凡经口腔、鼻腔吸痰时，导管需消毒后使用。为防止患者长时间处于某一被动体位，应按时翻身、叩背。叩背者手心呈弓形，力量均匀的由下而上、由外向内叩打背部，使支气管末端的痰液因振动而引向大气管，以防肺泡萎缩，肺不张，如患者心脏排出量不足、低血压时，翻身、叩背应慎重，避免引发心脏骤停。对患有肺部感染的患者，除全身应用抗生素外，可根据医嘱行药物超声雾化吸入。

（2）留置尿管的患者，可因尿道外口导尿管、引流袋接头等消毒不彻底造成尿路逆行感染。故应保持外阴部清洁，选择吸水性少，不易使异物附着的硅胶导尿管，尿道外口可用碘伏等每日消毒 1 次或用抗生素纱布条置于尿道口周围，预防感染。持续导尿间歇放尿的患者，接尿袋应低于膀胱水平。对已患尿路感染的患者，按医嘱行膀胱冲洗。

（3）昏迷患者发生压疮的原因主要是因躯体局部受到压力、剪力、摩擦力及潮湿所致。因此应保持床铺整洁、平整干燥，翻身时不可拖拉患者，使用便器尽力减少与患者皮肤摩擦。因尿液、大便污染的床单或因出汗潮湿的床单，均应及时更换。为防止剪力，床头不应抬高，若必须头高位（如防止鼻饲后食物反流），则应于患者膝下放硬垫，以尽量减少躯体下滑，从而缓冲剪力的作用。压力致皮肤受损作用的关键时间是在 1~2 小时，超过 2 小时，可能出现不可逆的局部皮肤损害，故应采用向两侧翻身或仰卧至少 2 小时翻身 1 次，对骨突受压部位特别有益，应用气垫褥、水袋褥均可缓解躯体受垂直压力的作用，预防压疮发生。红花酒精局部按摩，可促进血液循环，对预防压疮发生亦颇有效。

五、健康指导

对疾病应早诊断、早治疗。患有糖尿病、癫痫、高血压等易发生昏迷的慢性病患者，应尽量减少单独外出，外出时应随身携带病历卡片，以备发生昏迷时采取针对性急救措施并可及时通知家属。

第五节　惊　厥

惊厥是各种疾病或病理变化使脑细胞功能紊乱引起的细胞异常放电。惊厥发作时的典型临床表现是意识突然丧失，全身性或局灶性阵挛性或强直性抽搐，多伴有双目上翻、凝视或斜视，发作时间数秒至数分钟。严重者可反复多次发作，甚至呈持续状态，抽搐停止后多入睡。

惊厥是小儿时期常见的严重症状之一，多见于出生后3年内。新生儿期可表现为轻微的全身性或局限性抽搐，如凝视、面肌抽搐、肢体跳动、呼吸不规则甚至呼吸暂停等，由于症状轻微，易被忽视。惊厥在小儿时期较成人多见，主要是由于小儿大脑皮质功能发育尚未完善，神经髓鞘未完全形成，血脑屏障的功能较差以及水、电解质代谢不稳定等因素所致。此外，易致惊厥的病种在小儿也远较成人为多。

一、病因和发病机制

惊厥只是多种病因的一种症状，引起惊厥的疾病很多，可分为感染性与非感染性两大类。

（一）感染性

1. 颅内感染

临床较常见，乙型脑炎多在夏秋季，流行性脑脊髓膜炎多在冬春季。其他由肺炎球菌、金黄色葡萄球菌引起的化脓性脑膜炎则不分季节，且多见于6个月以下的小婴儿。真菌性和结核性脑膜炎、病毒性脑膜炎、亚急性硬化性全脑炎、脑脓肿、静脉窦栓塞性静脉炎等都可在不同年龄和季节中发病。惊厥发作常反复多次，每次发作持续时间较长。如原发病继续发展，惊厥可呈持续状态。其他引起颅内感染的还包括各种脑型寄生虫病，如脑型肺吸虫病、脑型血吸虫病、脑囊虫病、脑型疟疾、脑包虫病等。

2. 颅外感染

（1）高热惊厥。

（2）中毒性脑病，各种细菌感染引起的败血症、中毒性痢疾、各种传染病引起的中毒性脑病、瑞氏综合征。

（3）新生儿破伤风。

（二）非感染性

1. 颅内疾病

原发性癫痫，占位性疾病（颅内肿瘤、颅内血肿、脑发育畸形、脑血管畸形、脑血管栓塞、脑血栓形成、血管内脑炎、产伤、颅脑外伤、白血病颅内浸润、风湿性脑病、接种后脑病等）。

2. 全身性疾病

（1）心源性：如阿—斯综合征。

（2）代谢性：低血糖，低钠血症，高钠血症，低镁血症，低钙血症，水中毒，严重脱水，糖代谢缺陷（半乳糖血症、糖原代谢病、遗传性果糖不耐受症等），氨基酸代谢障碍（苯丙酮尿症多见），脂质代谢症（脑苷脂病、神经鞘磷脂病、神经节苷脂沉积病等），维生素 B_1、维生素 B_6、维生素 D、维生素 K 缺乏，维生素 A、维生素 D 中毒，尿毒症，肝昏迷，糖尿病酮症酸中毒等。

（3）中毒：新生儿核黄疸，一氧化碳中毒，药物（氨茶碱、抗组胺药物、阿司匹林、中枢兴奋药、异烟肼等）、植物（毒蕈、苦杏仁、发芽马铃薯、白果、曼陀罗等）、农药（有机磷、有机氯）、杀鼠药、食物中毒等。

（4）高血压脑病：急性肾炎、嗜铬细胞瘤、肾动脉狭窄等。

二、护理评估

（一）临床表现

1. 病史

惊厥发作时应先做紧急处理，待病情稳定后再进行收集患儿资料的工作。①注意收集患儿发作前有无先兆；②发作时的表现：如抽搐的方式、持续时间、有无意识丧失、有无大小便失禁，惊厥发作的伴随症状：发热、头痛、呕吐等；③还需询问患儿既往有无抽搐史，发作频率及发作间隔的时间等；④出生时有无产伤、窒息；⑤已经诊断为癫痫的患儿，应了解其抗癫痫药物的使用情况。

2. 症状和体征

惊厥的全身性发作一般分为 3 种类型：

1）典型表现

突然起病，意识丧失，双手握拳，头向后仰，眼球固定，双目发直，眼露白睛，口吐白沫，牙关紧闭，抽动不已。严重者可有颈项强直，角弓反张，呼吸不整，双唇青紫，二便失禁。持续数秒至数分钟或更长，继而转入嗜睡或昏迷状态。新生儿发作的特点为面部或一侧肢体的局部阵挛，或无定型异常动作，如呼吸暂停、两眼凝视、眨眼或眼斜视等。

2）惊厥持续状态

惊厥发作持续30分钟以上或两次发作间隙期意识不能完全恢复者，称惊厥持续状态。持续抽搐30分钟以上时，可致脑损伤。

3）高热惊厥

惊厥多在体温骤升时发生。发病年龄在 6 个月至 5 岁多见。

多由病毒性上呼吸道感染所致。颅内感染所致惊厥不称为高热惊厥。按发作特点和预后分为两类。

（1）单纯型高热惊厥：首次发作年龄多在 6 个月至 3 岁，3岁后发作次数渐减少，小于 6 个月，大于 6 岁者罕见，多由上呼吸道感染引起，先发热后惊厥。惊厥在发热 24 小时之内者占80%，发作为全身性，持续数秒至数分钟，不超过 10 分钟，有自限性，发作后无神经系统异常，1～2 周脑电图检查无异常，预后良好。

（2）复杂型高热惊厥：发病年龄可在 6 个月以内或 6 岁以上，发热在 38℃以下即可引起的惊厥，发作呈不对称性或局限性，次数频繁（指发热 24 小时内超过 1 次或每年发作超过 5次），持续时间超过 10 分钟，热退 2 周查脑电图异常。此型可转变为癫痫。

（二）实验室及其他检查

（1）血、尿、便常规。

（2）脑脊液检查（疑有中枢感染、蛛网膜下隙出血时必须做）。

（3）血糖、血钙、血镁、血钠等。

（4）硬膜下穿刺（硬膜下血肿、积液、积脓）。

（5）脑电图（癫痫、脑炎、脑瘤等有诊断价值）。

（6）颅脑超声、头颅 CT。

（7）脑血管造影。

（8）特殊生化、组织化学或染色体检查。

三、治疗

治疗的原则是：①维持生命功能；②药物控制惊厥发作；③寻找并治疗引起惊厥的病因；④预防以后惊厥复发。

（一）一般处理

（1）保持安静，禁止一切不必要的刺激。

（2）保持呼吸道通畅，及时吸出咽喉部分泌物。

（3）头偏向一侧，防止分泌物、呕吐物吸入气管而发生窒息。一旦发生窒息，除清除呼吸道分泌物外，要立即实行人工呼吸或口对口呼吸，必要时做气管切开。

（4）防止舌咬伤，用纱布包裹压舌板或竹筷放在上下磨牙之间（切牙易折断），但如已经牙关紧闭，则不可强行插入，以免使牙脱落。应有专人护理，避免患者身体受伤。

（5）严重惊厥者给予氧气吸入，以减少缺氧对脑细胞造成的损害。

（二）针刺治疗

针刺人中、百会、十宣、合谷、内关、涌泉等穴，选用1～2个穴位，强刺激如无速效，立即按医嘱改用镇静药。

（三）药物止惊

可选用苯巴比妥钠、水合氯醛、地西泮、副醛、氯丙嗪、苯妥英钠或硫喷妥钠等。由于惊厥时中枢神经系统处于高度兴奋状态，故药物用以止惊的剂量大于安眠剂量，最好2种药交替使用，以免蓄积中毒，联合应用时，剂量酌减。

1. 苯巴比妥钠

它是新生儿惊厥时的首选药，15～30 mg/kg 静脉注射，无效时可再用10 mg/kg。

2. 地西泮

0.25～0.5 mg/（kg·次）注射。最大剂量 10 mg，速度每分钟 1～2 mg，5 分钟内生效，但作用短暂，必要时 15 分钟后重复。

3. 副醛

0.1～0.2 mL/kg，可做深肌内注射，最大剂量不超过 5 mL；

亦可用 0.5 mL/kg 加 5 倍温水做保留灌肠。此药作用快，2 ~ 3 分钟奏效。副醛从呼吸道排出，经肝脏解毒，故有呼吸道或肝脏疾病者慎用。

4. 苯妥英钠

适用于癫痫持续状态，当地西泮无效时，可按 15 ~ 20 mg/kg 静脉注射，速度每分钟 1 mg/kg。输入速度过快可致心脏传导紊乱，最好有心电监护。

5. 硫喷妥钠

惊厥仍不停止时可用 10 ~ 20 mg/kg，配成 2.5% 的溶液先按 5 mg/kg 缓慢静脉注射，止惊即不再静脉注射。余者按每分钟 2 mg 静脉滴注，根据病情调整速度。

（四）药物降温

1. 冬眠药物

如高热惊厥，其他止惊药效果不满意时，可用氯丙嗪、异丙嗪每次各 1 mg/kg，肌内注射或静脉缓注，必要时 4 ~ 6 小时重复 1 次。副作用：可致直立性低血压、血栓性静脉炎、肝功损害，因肝病而高热惊厥者禁用。

2. 安乃近

退热作用好。剂量：每次 5 ~ 10 mg/kg，肌内注射或滴鼻。副作用：可引起粒细胞减少、药疹、过敏性紫癜、剥脱性皮炎，甚至出现过敏性休克。应注意掌握指征，不要过量。滴鼻给药也有一定的退热作用。

3. 阿尼利定（安痛定）

剂量：1 ~ 5 岁每次 0.8 ~ 1 mL，5 ~ 10 岁每次 1.5 mL，10 岁以上每次 2 mL，肌内注射。副作用：有粒细胞减少现象。

4. 阿司匹林

解热镇痛，但为口服给药，高热惊厥时不便应用。剂量：每次 5 ~ 10 mg/kg，口服或鼻饲。

（五）脱水剂

反复惊厥昏迷者常并发脑水肿，应及时应用脱水剂，如甘露醇、山梨醇、呋塞米或依他尼酸等。

（六）纠正脱水或代谢性酸中毒

适当补液及予钠盐静脉滴注，以补充水分、平衡电解质、纠正酸中毒。

（七）全身麻醉

在以上方法皆无效时，可在麻醉师帮助下进行全身麻醉，可吸入乙醚，也可用静脉给药。

（八）病因治疗

应尽快寻找病因，针对病因治疗是控制惊厥的关键。高热惊厥的病者，控制感染、退热和止痉三者必须同时进行。婴儿手足搐搦症用钙剂治疗，低血糖应静脉注射葡萄糖，高血压脑病用降压药，癫痫应使用抗癫痫药物，脑脓肿、脑肿瘤则应考虑手术根治。对新生儿惊厥病因不明时，采血送检后可缓慢静脉注射25%葡萄糖、5%葡萄糖酸钙、2.5%硫酸镁（均每次2～4 mL/kg）及维生素 B_6 100 mg。每次注射后观察数分钟，无效时再依次使用以上药物。硫酸镁针剂为10%及25%的溶液，需稀释成2.5%后使用，否则可以造成死亡。

四、护理

（1）保持环境安静，室内温、湿度应适宜，防止呼吸道等并发症发生。

（2）惊厥时要就地抢救，松解衣扣，取头侧位，保持呼吸道通畅，吸出咽部分泌物及痰液，防止吸入而发生窒息。操作应轻柔，避免因吸痰而损伤口腔、鼻腔黏膜。牙关紧闭者，应将纱布包裹的压舌板放在上下磨牙间，以防舌、唇被咬伤。严重惊厥者给予氧气吸入。

（3）对昏迷患者及时做好眼、耳、口腔及皮肤护理，以防暴露性角膜炎、中耳炎、口腔炎及压疮等并发症。对反复惊厥发作的患者，应注意保持其肢体功能位置。

（4）保持安静，减少刺激。惊厥发作时，切不可将患者抱起大声呼唤、摇动。

（5）有高热时，应给予物理降温或药物降温。

（6）饮食上以素食、流质为主，病情好转后适当补充营养丰富的食物，但惊厥时应禁食。

（7）对家长予以安慰、解释，争取合作。

（8）密切观察惊厥的类型，应观察抽搐的具体表现，呈全身性或局限性，强直性或痉挛性，并应注意惊厥发作持续时间和间歇时间。一般全身性发作一种表现为痉挛性抽搐，躯干、四肢对称性抽搐；另一种为强直性抽搐，表现为全身肌张力增高，四肢伸直、头后仰、呈角弓反张，多伴有呼吸暂停、发绀、意识丧失。多数惊厥发作数秒钟可自行停止，个别患儿可持续时间较长。局限性抽搐，面肌或一侧肢体、指、趾抽动，此种多见于新生儿及小婴儿，持续时间较长，易有反复发作。

（9）定时测量体温、呼吸、脉搏、血压，以明确病因，给予相应的处理。

（10）有惊厥时应观察惊厥持续时间、次数，抽搐时是否伴有窒息、发绀，间歇时应观察病儿神态变化及瞳孔改变。若精神良好，提示病情较轻，多为高热惊厥或低钙惊厥；若有瞳孔改变提示有颅压增高，惊厥呈持续状态时应注意脑水肿的发生。

（11）注意观察伴随的症状如呕吐、大便性状、皮疹、出血点、前囟门张力、有无脑膜刺激征，并要注意局部感染灶。发现异常，及时报告医生。

（12）保持呼吸道通畅，备好吸痰器及急救药品等，对口腔内分泌物要及时用纱布擦拭或用吸痰器吸出，防治窒息或吸入性肺炎的发生。

（13）协助医生正确使用镇静剂，并观察用药效果及不良反应。①注射镇静剂以前，应询问家属来就诊前是否用过类似药物，以免用药过量，抑制呼吸；②惊厥发作频繁，应以两种镇静剂交替使用，以免单用一种，药量蓄积而致中毒；③每次用药后，应详细记录药名、时间、用法；④每次用药后需观察 20 分钟，如惊厥不止方可考虑第二次用药；⑤用药途径应尽量以肌内注射为妥，以免过多次数静脉注射，而使药物浓度短期内迅速升高，抑制呼吸中枢，使脑组织缺氧而加重惊厥；⑥惊厥停止后，可停止使用各种镇静剂。

五、健康指导

注意喂养，及早增加辅食，经常晒太阳，并预防感冒。惊厥发作时，应立即到医院就诊。惊厥消失后应按医嘱服药，不可随意停药或改药等。

第六节　抽　搐

抽搐是多种疾病引起的不自主的发作性骨骼肌痉挛，包括伴意识障碍的惊厥和无意识障碍的手足搐搦。抽搐可呈强直性的即持续性肌收缩，也可呈阵挛性的即断续性肌收缩，或二者兼有。抽搐大多表现为全身性的，至少是双侧性的（局限性癫痫的抽搐表现为局部痉挛属于例外，但也常发展为全身抽搐）。

一、病因

各种器质性或非器质性脑损害，某些全身性、代谢性疾病引起大脑功能或脊髓神经元、周围神经元异常兴奋，均可引起抽搐。

1. 伴发意识障碍的抽搐

见于癫痫大发作、代谢性抽搐（如尿毒症、妊娠高血压综合征、急性脑缺氧、低血糖、非酮性高渗性糖尿病昏迷、低血钙、肝昏迷、急性尿卟啉症、肾上腺皮质功能不全、维生素 B_6 缺乏等）、中毒性抽搐（如金属中毒、有机化学剂中毒、食物中毒、药物中毒等）、脑病中的抽搐（如脑部感染、脑血管疾病、颅脑外伤、脑占位性病变等）、去皮质痉挛和去大脑痉挛、昏厥性抽搐、发热惊厥等。

2. 不伴意识障碍的抽搐

局限性癫痫、手足搐搦症、破伤风、狂犬病、马钱子中毒、癔症性抽搐等。

二、护理评估

（一）病史

全面详细收集病史，对抽搐患者，要首先区分抽搐是大脑功能或非大脑功能障碍所致。若确定是前者，则要进一步分清是原发于颅内的疾病还是继发于颅外的全身性疾病。

1. 伴意识障碍的抽搐

1）大脑器质性损害

大脑器质性损害是抽搐最常见的类型。其特点是抽搐表现为阵挛性或强直性，意识障碍较重，持续时间长，且多伴瞳孔散大、大小便失禁等表现，多数有颅内高压表现。

2）大脑非器质性损害

其特点表现为意识障碍可轻可重，多数为短暂性昏厥，数秒至数十秒内自行恢复；全身性疾病的表现往往比神经系统症状更明显，无明确的神经系统定位体征。

2. 不伴意识障碍的抽搐

此类抽搐的特征是呈疼痛性、紧张性肌收缩，常伴有感觉异常。根据病史及临床特点常可确定这类抽搐的病因。如诊断有困难时，可测定血钙和血镁。

3. 引起抽搐疾病的特点及伴随症状

1）癫痫大发作

有反复发作史，除癫痫持续状态外，发作间意识清晰，抽搐时有典型的强直期、阵挛期顺序，常伴有舌尖咬伤和尿失禁。抽搐后可有一段时期的昏睡，然后清醒。

2）各种脑炎、脑膜炎

出现抽搐多为强直性的或阵挛性的，同时伴有高热、昏迷、脑膜刺激征阳性，以及呕吐、头痛、视盘水肿、瞳孔改变等颅内高压症。

3）妊娠高血压综合征

有妊娠史，常先有前驱症状如高血压或发热，有尿液和眼底变化。

4）破伤风

有外伤史，发作时牙关紧闭，角弓反张，呈苦笑面容，但神志清楚，受到轻刺激即发生短促的全身性抽搐。

5）尿毒症

前驱症状有嗜睡、头痛、厌食、情绪不稳和精神错乱，继而出现短暂肌肉阵挛和震颤，然后发生全身抽搐。事后往往陷入长期昏迷或昏沉状态。肾病病史和血、尿化验可资诊断。

6）食物中毒

如毒蕈中毒和发芽马铃薯中毒皆先有胃肠道症状，如恶心、呕吐、腹痛、腹泻等。

7）癔症性抽搐

多在精神刺激下发作，全身肌肉僵直或手足乱动，常伴哭笑叫骂而无意识丧失。受暗示或刺激可中断其发作。

8）手足搐搦症

多见于儿童和青少年，伴有低血钙或碱中毒，偶见于癔症的过度换气之后。发作时有双侧强直性痉挛，以肢端最为显著，形成"助产士手"和足趾及踝部的跖屈。检查血液和做 Chvostek 征、Trousseau 征等试验可以诊断。

（二）实验室及其他检查

如血常规，尿常规，血液生化（电解质、尿素氮等），血气分析，肝、肾功能，心电图，脑电图，脑血流图，头颅 X 线，CT 等现代检查手段。对引起抽搐的病因诊断有帮助。

（三）鉴别诊断

主要是病因之间的鉴别。

三、治疗与护理

（一）一般治疗与护理

将外裹纱布的压舌板置于患者上下磨牙之间，防止舌尖咬伤；对伴意识障碍的患者要加强护理，病床两侧加防护栏防止坠床；头部应转向一侧，使口涎自行流出；下颌托起，防止舌根后坠引起窒息；及时给氧、吸痰，维持呼吸道通畅。

（二）控制抽搐发作

对伴发昏迷的抽搐处理参阅癫痫一节；对发热惊厥须给擦浴降温；如果抽搐时间超半小时，可给予苯巴比妥钠肌内注射；癔症性抽搐可用针刺疗法，取人中、内关、合谷、涌泉穴，同时给予苯巴比妥钠或氯丙嗪。抽搐发作时不要强行制止肌肉抽动，以防骨折。

四、健康指导

应针对原发疾病治疗，如急性感染性疾病，应根据不同病原选用有效的抗生素，积极控制感染；心源性抽搐应尽快建立有效循环，提高心排出量及治疗原发病；中毒性抽搐应采取催吐、洗胃、导泻、利尿、解毒等方法去除体内毒物。

第七节 痴 呆

痴呆是指意识清晰的患者，由于脑功能障碍而产生的获得性、持续性智能损害综合征。本综合征多见于老年人，所以随着人们平均寿命的延长，患病率也迅速增长。其中主要为阿尔茨海默病（老年性痴呆）和血管性痴呆。其患病率因调查统计方法、调查对象和诊断标准的不同而有差别。一般认为在全部痴呆中，老年性痴呆占50%，血管性痴呆占15% ~20%。据我国11城市普查结果，老年性痴呆为238/10万，血管性痴呆为324/10万。痴呆发病增多给社会和家庭带来巨大的精神和经济负担，已成为严重威胁人们特别是老人健康的疾病。本节主要介绍老年性痴呆。

一、病因和发病机制

病因未明。有些学者研究发现，遗传因素在本病发生中起着一定的作用，某些患者的家属成员中患同样疾病的危险性高于一般人群。近年来有人提出脑的老化与铝在脑内的蓄积中毒或神经细胞钙调节机制紊乱、免疫系统的进行性衰竭，机体解毒功能减弱以及慢性病毒感染可能与本病的发生有关。社会心理因素可能是本病的发病诱因。

本病的基本病理变化为脑组织弥散性萎缩和退行性改变。病理检查可见大脑皮质萎缩。脑回变平，脑沟深而宽，脑室扩大，尤以前额叶为明显。显微镜下可见大脑皮质的神经细胞减少，变性及神经胶质细胞增生。如果用银染色，见大脑内出现特殊的图形或不规则形状的斑块，名为"老年斑"。这是本病患者脑部特征性的病理变化。老年斑的多少与患者的智能衰退程度密切相关。老年斑中有异常轴索及树状突。这些变化影响神经元之间的联结性及信息传递功能，从而产生智能及记忆力的减退。

二、护理评估

（一）临床表现

发病隐渐，病程进展缓慢。最常见的是性格方面的变化，变得自私，主观固执，急躁易怒，缺乏羞耻感。常为琐碎小事而勃然大怒，常与他人吵闹不休，无故打骂家人。情绪不稳，哭笑无常，幼稚愚蠢。睡眠障碍较常见，表现日夜颠倒。有的还可以出现饮食无度。随着病情进展，逐渐出现进行性智能减退，早期丧失抽象思维能力，记忆、计算、定向、判断能力差，工作能力逐渐下降。因记忆障碍而出现虚构。部分患者可出现幻觉和片断妄想，以致发生冲动和破坏性行为。病情加重时，出现低级意向增强，当众裸体，性欲亢进，甚至发生违法行为。病程后期陷入痴呆状态，连自己的姓名、年龄都不能正确回答。不认识家里的人，生活不能自理，终日卧床。这时常易并发感染，营养不良或电解质紊乱而产生谵妄，谵妄之后常使痴呆加重。

老年性痴呆患者，常有其他器官衰老的表现，角膜老年环、白内障、皮肤老年斑、老年性重听。神经系统方面可出现步态不稳，肌张力增高，老年性震颤，瞳孔对光反应迟钝等，偶见失语症。

（二）实验室及其他检查

1. 脑电图

可见弥散性节律紊乱和散见的慢波，但缺乏特征性改变。

2. 气脑造影

显示脑室扩大，大脑有不同程度萎缩，以额叶为明显。

3. CT 检查

可显示皮质萎缩和脑室扩大。

4. 脑脊液检查

除偶见轻度蛋白增高外，余无特殊变化。

（三）诊断和鉴别诊断

老年性痴呆的临床诊断主要根据精神状态和神经系统检查，年龄也是重要依据之一。65 岁以后发病；起病隐渐，进行性发展；以记忆障碍和个性改变开始的进行性全面痴呆；气脑造影可见脑室扩大，弥散性脑沟增宽和囊状扩大。根据以上情况不难诊断，但应与下列疾病相鉴别：

1. 脑动脉硬化性精神病

该病起病较快，有高血压动脉硬化的症状和体征，精神症状可有一定的波动性，有时在脑循环改善后，可见意外的记忆恢复。即使在疾病进展期，还存在部分自知力。

2. 老年期发生的中毒性或症状性精神病

本病因急性躯体病而发病，病前没有性格、情绪方面的改变，没有持久性的智能缺损，精神症状常呈谵妄或其他类型的意识障碍，与躯体疾病的严重性相平行，随着躯体疾病的减轻，精神症状也逐渐好转。

3. 额叶肿瘤引起的痴呆

往往出现有定位意义的神经系统体征。脑脊液检查可见蛋白质含量增高，压力增高。

4. 晚发性精神分裂症

当老年性痴呆患者出现妄想时，需与晚发性精神分裂症鉴别。前者的妄想在痴呆的背景上产生，多呈片断，不严密，内容不固定、不系统。后者的妄想特点是内容抽象、荒谬、离奇，有泛化趋势，并有情感淡漠、意志减退等基本症状。病前具有分裂样性格特点。

三、治疗

由于病因未明，迄今尚无特殊治疗。

（一）一般治疗

对患者必须加强护理，生活上给予照顾，防止进食不良，注意患者的饮食营养及清洁卫生。防止大小便失禁、长期卧床而引起的压疮、感染。防止跌倒而发生骨折，不要让患者自己外出，以免走失。

（二）一般药物治疗

1. 双氢麦角碱

0. 25 mg，舌下含化，每日 6 ~ 8 片。

2. 戊四氮

0. 1 g，每日 3 次，口服；或烟酸胺 0. 1 g，每日 3 ~ 4 次，口服。对意识模糊有效。

3. 甲氯芬酯（氯酯醒）

0. 1 g，每日 3 次，口服。

4. 乙酰谷氨酰胺

0. 25 g，隔日 1 次，肌内注射。

5. 谷氨酸

2. 5 g，每日 4 次，口服。

6. 吡硫醇（脑复新）

0. 1 g，每日 3 次，口服。

7. 吡拉西坦（脑复康）

0. 8 g，每日 3 次，口服。

8. γ - 氨酪酸

0. 5 g，每日 3 次，口服。

（三）精神症状的治疗

对兴奋吵闹、行为紊乱及妄想患者，应用抗精神病药时要慎重，剂量宜小，加药应缓慢，并细致观察患者对药物的反应。可选用氯丙嗪、奋乃静、氯普噻吨（泰尔登）、硫利达嗪。对抑郁患者可选用抗抑郁剂，同样应严密观察。对失眠患者可选用地西泮、氯氮、硝西泮。

（四）高压氧治疗

可使部分早期患者获得一定疗效。

四、预防与康复

（1）为患者提供安静的交流环境。

（2）当患者听不懂（接受型和流畅型失语）时，对话者要有耐心。可用缓慢的语速、重复简单的短句，直到患者理解。

（3）对精神识别不能者（不能凭感觉识别物体），可以让患者练习将物品名称与影像结合说话，如护士指着某种物品、图片，缓慢、清晰地说出名称，并写在纸上给患者看，指着实物让患者复述。

（4）指导家属与失语老人沟通时，护士可先做示范，如目光接触、倾听姿势、主动猜测询问患者需要。鼓励家属多与患者交流，并表达关爱。

（5）训练患者保持平衡的能力。坐位时着力点为臀部，站立时为双足，训练时要保证患者的安全。教会患者及家属锻炼和提高平衡与协调的技巧。

（6）为肌肉强直的患者提供安静的环境，便于在训练中集中注意力。活动前可先热敷肢体，以减轻肌张力，轻柔地、有节律地伸展肌肉。通过理疗、温水浴减轻肌肉强直。

（7）了解患者的睡眠习惯，傍晚不喝咖啡、浓茶等富含咖啡因的饮料，建立规律的作息时间，每天按时起床和就寝。临睡前避免过于紧张的脑力和体力活动，喝一杯热牛奶，洗热水浴或做足浴，即放适量热水浸没双脚，10分钟后搓揉足底，特别是涌泉穴等，边搓揉边加热水以维持水温，共20~30分钟，使足部发热并加速全身的循环。晚饭后陪伴老人说说话，给予关照，使老人在情绪愉快的状态下入睡。

（8）为防止智力功能和认知技能的衰退，要鼓励老人维持原来的社会活动或日常生活中所具有的能力。如老人因能力下降而把事情做得不完美，除非老人已丧失某项功能，家人不能加以指斥或包办。家人的关爱和亲情使老人情绪愉快，可减缓智力退化的速度。

（9）对家属因长期照顾患者，在心理上、生理上所承受的负荷表示理解、同情，并给予家属有关信息和指导，使家属了解、适应疾病不同阶段的发展状况，减缓患者的行为退化。

（10）适量地参加体育活动如打太极拳、散步、游泳并持之以恒，可以促进血液循环和大脑的新陈代谢，改善脑的营养状况，调节情绪，减轻抑郁症状。除体育活动之外，还应学习新领域的知识，保持对新鲜事物的敏感性，使大脑功能得以不断开发利用。

（11）维持合理平衡的膳食。从生理的角度看，大脑对蛋白质、糖类、卵磷脂及维生素 B_1、维生素 B_2、维生素 C 等的需求量比其他器官要多，在饮食中应适当增加鸡蛋、牛奶、海鱼、淡水鱼、坚果类、新鲜水果、蔬菜的补充，均衡饮食。

第二章　颅神经疾病

第一节 三叉神经痛

三叉神经痛是指三叉神经分布区域内有反复发作的阵发性烧灼样剧痛，伴有面部抽搐、流泪、流涕等，老年女性多见。

一、病因和发病机制

多数患者无明确的病理损害，部分三叉神经痛患者可能与三叉神经后根处有胆脂瘤、血管畸形、小的脑膜瘤、异常血管等的压迫、牵拉或扭曲有关。个别患者可能为糖尿病性神经病变累及三叉神经。本病病理变化为神经节内可见节细胞的消失，炎性浸润，动脉粥样硬化改变及脱髓鞘变等。

二、护理评估

（一）临床表现

突发闪电样、刀割样、钻刺样、烧灼样剧痛，严格限于三叉神经感觉支配区内，伴有面部抽搐，又称"痛性抽搐"，每次发作持续数秒钟至 1～2 分钟即骤然停止，间歇期无任何疼痛。在疲劳或紧张时发作较频。舌质红、苔黄，脉弦滑。

（二）实验室及其他检查

目前任何实验室及特殊检查对本病均无辅助诊断意义。颅后凹手术探查中，60% 三叉神经痛患者有受压原因，除听神经瘤、胆脂瘤、骨瘤、血管瘤、动脉瘤和粘连外，最常见的为动脉分支或静脉的压迫。

（三）诊断和鉴别诊断

典型的原发性三叉神经痛，根据疼痛发作部位、性质、触发点的存在，检查时无阳性体征，结合起病年龄可做诊断。本病初发须注意与牙痛区别。若出现感觉和运动障碍（如面部麻木、同侧角膜反射消失、咀嚼肌萎缩、张口时下颌偏斜于患侧）多为继发性三叉神经痛，常见于鼻咽癌颅底转移、听神经瘤、颅后凹血管瘤等。

三、治疗

以止痛为目的，先用药物，无效时可用神经阻滞、射频热凝或手术治疗。

（一）药物治疗

1. 卡马西平

卡马西平为首选，0.1~0.2 g，每日 3 次，先从小量开始，不良反应有眩晕、嗜睡、步态不稳、恶心，数天后消失，偶有白细胞减少、皮疹，停药后缓解。

2. 苯妥英钠

苯妥英钠 0.1~0.2 g，每日 3 次，效果不及卡马西平。配合卡马西平使用效果好。

3. 氯硝西泮

氯硝西泮 4~6 mg/d，有效率为 50%~80%，不良反应可有嗜睡及步态不稳。

4. 巴氯芬

巴氯芬是抑制性神经递质 γ-氨基丁酸的类似物，临床实验研究表明本品能缓解三叉神经痛。用法：巴氯芬开始每次 10 mg，每日 3 次，隔日增加每日 10 mg，直到治疗的第 2 周结束时，将用量递增至每日 60~80 mg。每日平均维持量：单用者为 50~60 mg，与卡马西平或苯妥英钠合用者为 30~40 mg。文献报道，治疗三叉神经痛的近期疗效，巴氯芬与卡马西平几乎相同，但远期疗效不如卡马西平，巴氯芬与卡马西平或苯妥英钠均具有协同作用，且比卡马西平更安全，这一特点使巴氯芬在治疗三叉神经痛方面颇受欢迎。

5. 麻黄碱

本品可以兴奋脑啡肽系统，因而具有镇痛作用，其镇痛程度为吗啡的1/12～1/7。用法：每次 30 mg，肌内注射，每日 2 次。甲亢、高血压、动脉硬化、心绞痛等患者禁用。

6. 硫酸镁

用本品在眶上孔或眶下孔注射可治疗三叉神经痛。

7. 维生素 B_{12}

文献报道，用大剂量维生素 B_{12}，对治疗三叉神经痛确有较好疗效。方法：维生素 B_{12}4 000 μg 加维生素 $B_1$200 mg 加2% 普鲁卡因 4 mL 对准扳机点做深浅上下左右四点式注药，对放射的始端做深层肌下进药，放射的终点做浅层四点式进药，药量可根据疼痛轻重适量进入。但由于药物作用扳机点可能变位，治疗时可酌情根据变位更换进药部位。

（二）神经阻滞法

疼痛位于上颌支且药物治疗又无效者，可用纯乙醇或纯甘油阻滞周围支或半月神经节。

（三）射频热凝术

疼痛为多支的，可用经皮三叉神经节射频热凝疗法。

（四）手术治疗

疼痛难以忍受而年轻体健者，可采用周围支和三叉神经感觉根切断术及微血管减压术。

（五）针灸治疗

常用穴位：第 1 支（眼支）取太阳、攒竹、阳白、至阳。第 2 支（上颌支）取四白、迎香、听会、内庭。第 3 支（下颌支）取合谷、下关、颊车。也可用针刺和穴位注射治疗，可取得较好疗效。方法：主穴，第 1 支取阳白透鱼腰；第 2 支取四白；第 3 支取下关、夹承浆。配穴，第 1 支配太阳、风池；第 2 支配人中；第 3 支配颊车、合谷。用 28 号 3～7 cm 毫针，进针得气后快速提插刺激 1 分钟，然后留针 30 分钟，每隔 10 分钟运针 1 次，每日 1 次，10 次为 1 个疗程，疗程间休息 1 周。穴位注射取穴同上，取 5 mL 注射器，用牙科 5 号长针头，维生素 B_1 注射液 100 mg，维生素 B_{12} 注射液 100 μg 混合备用。每次取 2～4 穴，每穴 0.8～1.0 mL，得气后抽无回血再注射药液，隔日 1 次，10 次为 1 个疗程，疗程间休息 1 周。此外，也可用针后加艾灸、电针、磁疗、水针、点刺放血等方法治疗。

四、护理

（一）一般护理

（1）患者生活均能自理，可自由卧位，但剧烈疼痛时，患者常自行采取半卧位或坐位。

（2）疼痛不发作时，可给普通饮食；若发作频繁者，应给半流质及流质。体质较弱者，应给高热量、高蛋白饮食，如牛奶、鸡汤等，并要少食多餐。

（3）疼痛难忍的患者，常表现为烦躁、淡漠、抑郁等，应主动关心、安慰患者，注意减少刺激因素，如避免强烈的光线照射及震动面部、进食不要过急、食物不要过冷或过热、餐具不要触碰"扳机点"等。患者由于疼痛不敢刷牙，应注意口腔清洁，可用多贝尔液漱口，或用温盐水棉球轻轻擦拭口腔。

（二）病情观察与护理

老年患者大多数伴有高血压及动脉硬化，入院后应即测体温、脉搏、呼吸、血压 1 次，以后每 4 小时测体温、脉搏、呼吸 1 次，24 小时后无异常，每日测 1 次。若血压高者，应每日测量 1 次，并记录在体温单上。

五、健康指导

护士应帮助患者及家属掌握本病有关治疗和训练方法。洗脸、刷牙动作轻柔，吃软食，禁吃较硬的食物，以免诱发。遵医嘱合理用药，学会识别药物不良反应。不要随意更换药物或停药。若有眩晕、步态不稳、皮疹等应及时就诊。

第二节　面神经炎

面神经炎又称特发性面神经麻痹。年发病率在 23/10 万，发病年龄均等。所有年龄段均有发作，缺乏季节特征。面神经炎可能与妊娠、原发性高血压、糖尿病及遗传因素有关。

一些文献表明，妊娠 6~9 个月，尤其是产前产后的两周，面神经炎的发病率增长 3 倍。散在报道提示，面神经炎的女性患者在每次怀孕后均有复发，似支持妊娠与面神经炎的相关性。但就妊娠与面神经炎的关系而言，文献结论不一。此外，面神经炎在糖尿病，并可能在原发性高血压患者中更为常见。10% 的患者有 Bell 麻痹的家族史。

一、病因和发病机制

确切的病因尚未明确，一部分患者在受凉风侵袭或急性鼻咽部感染后发病。近年对本病患者检查，发现其中 1/3 以上的患者有一项或多项病毒抗体效价明显增高，提示与病毒感染有关。一般认为，茎乳孔内的病毒感染引起组织水肿或骨膜炎以压迫面神经，或因局部营养血管痉挛导致神经组织缺血、水肿、受压而麻痹；亦有认为局部组织水肿可能是免疫反应所致。

二、病理生理

病毒所致的原发炎症损伤，继发了神经的缺血损伤。有证据表明，面神经炎可能由单纯疱疹病毒感染（HSV）所致。如下证据支持上述观点：

（1）Burgess 及其同事在面神经炎发病 6 周后死亡患者的膝状神经节处发现了单纯疱疹病毒的基因组。

（2）Murakami 及其同事在面神经减压术中收集了 11 例面神经炎患者神经内膜下的组织液，并进行了 PCR 扩增，发现组织液中存在 I 型 HSV。

（3）将 HSV 接种到大鼠的耳及舌部后，可在面神经和膝状神经节发现 HSV 的抗原。据上述发现，特发性面神经麻痹似乎更适合更名为单纯疱疹性面神经麻痹或疱疹性面神经麻痹。

三、护理评估

（一）临床表现

任何年龄均可发病，男性略多。急性发病，多于数小时或 1~3 天达高峰。病初可有病侧耳或下颌角后疼痛。表现为一侧面部表情肌瘫痪。额纹消失，眼裂变大或闭合无力，闭眼时，眼球向上外方转动，露出白色巩膜，称贝耳现象。患者鼻唇沟变浅、口角下垂，笑时露齿，口角歪向健侧，鼓腮或吹口哨时漏气。进食时食物滞留于病侧齿颊之间，且同时伴流泪及流涎。病变在鼓索神经支参与面神经处以上时，可有同侧舌前 2/3 味觉丧失；如在镫骨肌分支以上处受损，可出现同侧舌前 2/3 味觉丧失与听觉过敏。病变累及膝状神经节时，除有上述表现外，尚有瘫痪侧乳突部疼痛，耳郭与外耳道感觉减退。外耳道或鼓膜出现疱疹，称为亨特综合征，为面神经炎的特殊类型。

面瘫不完全者，起病 1~2 周开始恢复，1~2 个月明显好转而后痊愈。年轻患者的预后较好，大约 3/4 的病例可完全恢复。如 6 个月以上未见恢复，则完全恢复的希望不大。面神经传导检查对早期（起病后 5~7 天）完全面瘫者的预后判断是一项有用的方法。如受累侧诱发的肌电动作电位 M 波波幅为正常（对侧）的 30% 或 30% 以上者，则在 2 个月内可望完全恢复；如为 10%~30% 者则需 2~8 个月恢复，且可有一定程度的并发症；如仅为 10% 或以下者，则需 6 个月至 1 年才能恢复，且常伴有并发症（面肌痉挛及连带运动）；如病后 10 天中出现失神经电位，恢复时间则延长（平均需 3 个月）。

（二）实验室及其他检查

1. 血液检查

血白细胞计数及分类多为正常。

2. 腰穿

脑压正常，可与脑桥小脑三角处占位性病变鉴别。脑脊液化验正常，可与颅神经型格林—巴利综合征（蛋白、细胞分离）鉴别。

3. 颌下腺流量试验

患者口含柠檬酸，并用塑料管插入两口底颌下腺导管内，记每分钟导管流出涎液的滴数，患侧如减少 25% 时即为异常，表明鼓索神经支以上病变。

4. 味觉试验

用电味计测定舌前 2/3 味觉，正常味阈值 50~100 μA，如患侧比健侧增大 50% 以上者即示异常，也提示鼓索神经支以上病变。

5. 面神经体感诱发电位和运动诱发电位

面神经含有源于面肌的本体感觉、纤维成分，通过脉冲电刺激周围神经，并在中枢记录叠加的诱发电位活动，能客观地定量分析面神经传导功能，特别是从茎乳至脑干段的神经。运动诱发电位是以磁刺激器在头颅顶部刺激，测定面神经运动纤维的潜时、振幅等，以早期判定面神经近端至远端的运动纤维传导功能。

（三）诊断

根据发病突然，一侧面部表情肌麻痹等临床特点，诊断并不困难。但应与能引起面神经麻痹的其他疾病相鉴别。

（四）鉴别诊断

1. 中枢性面肌麻痹

面神经炎属周围性面肌麻痹，应进行详细的神经系统检查以与大脑或脑干病引起的中枢性面肌麻痹区别。中枢性面肌麻痹仅限于病侧下面部表情肌运动障碍，上面部表情肌运动基本正常，且多伴有偏瘫。

2. 脑桥小脑三角病变

可因脑桥小脑三角肿瘤、蛛网膜炎症出现面神经周围性麻痹，但大多起病缓慢，常伴有病侧三叉神经、听神经损害和共济失调等。MRI 有助诊断。

3. Ramsay – Hunt 综合征

可能为膝状神经节带状疱疹感染所致。表现为急性周围面神经麻痹、外耳道疱疹、耳鸣、眩晕和听力减退。

4. 其他

急性感染性多发性神经根炎，可发生周围性面神经麻痹，但多为双侧性，且伴有对称性肢体运动和感觉障碍。腮腺炎或腮腺肿瘤均可累及面神经，但多有原发病的特殊表现。面神经在脑干内受肿瘤、炎症、出血等侵及时，常有邻近神经结构损害体征。

四、治疗

治疗原则是改善局部血液循环，消除水肿、炎症，促进神经功能的恢复。

（一）药物治疗

（1）急性期应尽早使用肾上腺皮质激素类药物。可用泼尼松 10 mg，口服，每日 3 次；或地塞米松 0.75 mg，口服，每日 3 次，7~10 天。

（2）维生素 B_1 100 mg、维生素 B_{12} 250~500 μg，肌内注射，每日 1~2 次；或弥可保 500 μg，肌内注射，隔日 1 次替代维生素 B_{12}。

（3）加兰他敏 2.5~5 mg，肌内注射，每日 1~2 次。

（4）0.4%~0.6% 麝香溶液 2~4 mL，面神经干及面部穴位注射，每日 1 次；或甲泼尼龙注射液 25 mg，面神经干注射，隔日 1 次。

（5）各类改善周围血液循环功能的药物选用 1~2 种。

（二）理疗

于急性期茎乳突孔附近部位给予热敷。或给予红外线照射、短波透热。恢复期可给予碘离子透入治疗。

（三）体疗

患者自己对镜用手按摩瘫痪的面肌，每日数次，每次 5~10 分钟。当神经功能开始恢复后，可对镜练习瘫痪肌的各单个面肌的随意运动。

（四）其他

可用眼罩、滴眼药水、涂眼药膏等方法保护暴露的角膜及预防结膜炎。

五、护理

（1）急性期注意休息、防风、防寒，尤其患侧耳后茎乳孔周围应予保护，预防诱发，外出时可戴口罩，系围巾。

（2）饮食清淡，避免粗糙、干硬、辛辣食物。

（3）眼睑不能闭合或闭合不全者予以眼罩、眼镜防护，或用眼药水预防感染，保护角膜。

（4）指导患者尽早开始面肌的主动与被动运动。可对着镜子做皱眉、举额、闭眼、露齿、鼓腮和吹口哨动作，每天数次，每次5～15分钟，并辅助面肌按摩。

六、健康指导

（1）保持健康心态，生活有规律，避免面部长时间吹冷风、受凉或感冒。

（2）清淡软食，保持口腔清洁，预防口腔感染；保护角膜，防止角膜溃疡。

（3）理疗或针灸，保护面部，避免过冷刺激；掌握面肌功能训练的方法，坚持每天数次面部按摩和运动。

第三章　周围神经疾病

第一节　多发性神经炎

多发性神经炎是指主要表现为四肢对称性末梢型感觉障碍、下运动神经元瘫痪和自主神经障碍的临床综合征，亦称多发性神经病、周围神经炎及末梢神经炎。

一、病因

无论是周围神经的轴突变性、神经元病，还是节段性脱髓鞘，只要累及全身，特别是四肢的周围神经，都表现为多发性神经炎。多发性神经炎可由多种原因引起，主要有以下几类。

1. 中毒

如异烟肼、呋喃类药物，有机磷农药，重金属（铅、砷等）中毒。

2. 营养缺乏或代谢障碍

各种营养缺乏，如 B 族维生素缺乏。代谢障碍，如糖尿病、尿毒症、血卟啉病、黏液性水肿、淀粉样变、恶病质等。另外，慢性乙醇中毒、妊娠、慢性胃肠道疾病或术后等也会引发此病。

3. 炎症性或血管炎

见于急性炎症性脱髓鞘性神经病、急性过敏性神经病、结缔组织病（如红斑狼疮、结节性多动脉炎、类风湿关节炎、结节病）等。

4. 遗传性

遗传性运动、感觉性神经病，遗传性共济失调多发性神经病。

5. 其他

癌性远端轴突病、癌性感觉神经元病、亚急性感觉神经元病、麻风病及 POEMS 综合征（多发性神经病、脏器肿大、内分泌病变、M 蛋白及皮肤损害）等。

二、护理评估

（一）临床表现

（1）根据病因、病程和起病形式可有急性、亚急性、慢性之差别，但均有其共同特点，即为对称性肢体远端为主的感觉、运动及自主神经受损的表现。

（2）运动障碍以肢体远端为主，轻瘫或完全瘫，肌张力减低，腱反射减弱或消失。后期可出现肌萎缩、肢体挛缩或畸形。

（3）早期感觉障碍为肢体远端的触痛、蚁走感，烧灼痛和感觉异常，以后可出现深、浅感觉减退或消失。感觉障碍程度可不同，典型患者呈手、袜套状分布。

（4）皮肤光滑、干燥或菲薄，指甲松脆，多汗或无汗等自主神经症状常较明显。

除上述共性外，尚各有特征。

（1）异烟肼中毒性神经病：首发症状为指（趾）麻木、感觉迟钝，继续用药则症状可加重并向上扩展，呈手、袜套型感觉障碍，深浅感觉均受累，患者有无力感和肌萎缩。

（2）呋喃类药物中毒性神经病：首发症状可为四肢末端刺痛或烧灼痛，冷、热、刺激或摩擦均加重疼痛。肌肉压痛，肌力减弱伴肌萎缩。膝与腹以下深浅感觉减退或消失，皮肤粗糙等。

（3）酒精中毒性神经病：常亚急性起病，可逐渐进展。以感觉障碍为主，肢体末端麻木、针刺等感觉异常，伴有胃肠道功能紊乱，肌肉远端萎缩，腓肠肌压痛等。可合并 Wernicke 脑病，表现为眼肌麻痹、眼球震颤、意识障碍。部分患者出现 Korsakoff

精神病，主要表现为定向力障碍、语言增多、健忘、虚构等精神症状。

（二）实验室及其他检查

电生理检查：严重轴突变性及继发性髓鞘脱失时，神经传导速度减慢，肌电图示神经源性改变；若仅有髓鞘脱失而无轴突变性时，神经传导速度减慢，但肌电图正常。

（三）诊断

（1）详细询问病史。

（2）肢体远端的运动、感觉及自主神经功能障碍的临床特征。

（3）肌电图和神经传导速度对早期诊断有一定帮助。

三、治疗

1. 病因治疗

依据病因不同而采用不同方法。如异烟肼中毒应立即停药，加大输液量，并大剂量应用维生素 B_6。铅中毒应立即脱离中毒环境，及时应用解毒剂等。结缔组织性疾病可应用皮质类固醇治疗。

2. 一般治疗

（1）急性期应卧床休息，增加营养，按摩瘫痪肢体，被动或主动锻炼，以防肌肉萎缩。保持瘫痪肢体的功能位置，以防发生挛缩与畸形。

（2）恢复期可应用针灸、理疗、按摩等方法，促进肢体功能恢复。

四、护理与健康指导

1. 调整饮食

合理调整饮食，既要保证营养全面，又要防止营养过剩导致肥胖。忌烟、酒。

2. 加强锻炼

因为锻炼有利于增强心肺功能，改善血液循环系统、呼吸系统、消化系统的功能，提高抗病能力，增强机体的适应能力。

3. 及时护理

日常护理及保健过程中肢端既需保暖，又要预防烫伤。急性感染期除四肢瘫痪还可伴呼吸肌麻痹，应立即送医院抢救。

4. 避免长期接触化学毒物

对于长期服用异烟肼、苯妥英钠、氯喹、磺胺等药物的患者，一旦发现本病征兆，应立即停约。

第二节　急性炎症性脱髓鞘性多发性神经病

急性炎症性脱髓鞘性多发性神经病，又称格林—巴利综合征。为急性或亚急性起病的大多可恢复的多发性脊神经根（可伴脑神经）麻痹和肢体瘫痪的一组疾病。主要病变是周围神经广泛的炎症性节段性脱髓鞘，部分病例伴有远端轴索变性，病前可有非特异性病毒感染或疫苗接种史，患者中约有 60% 在病前有空肠弯曲菌感染。

一、病因

本病的病因与发病机制尚未完全阐明。一般认为属一种迟发性过敏的自身免疫性疾病。

二、护理评估

（一）临床表现

（1）多发生在青少年，男性多于女性，全年均可发病，北方以 6～10 月最多见。劳累、雨淋常为诱因。

（2）多急性起病，亦可慢性发病，反复发作。

（3）运动障碍：首发症状常为四肢远端瘫痪，迅速向近端发展，造成四肢软瘫，肌张力低，腱反射减弱或消失，可累及肋间肌、膈肌引起呼吸肌麻痹，或侵及延髓引起呼吸困难而危及生命，亦可使颅神经受累。晚期可出现肌萎缩。

（4）感觉障碍：较运动障碍轻，多为主观感觉障碍如肢体远端麻木、烧灼感、神经根性痛、感觉过敏，而客观检查感觉障碍常不明显。部分病例出现手、袜套型感觉障碍。肌肉压痛多见。

（5）自主神经障碍：口腔分泌物增多、血压升高、多汗、流涎、心动过速或过缓、心律不齐及皮肤营养障碍。少数患者出现括约肌障碍。

（6）有心肌炎、心力衰竭、肺部感染、肺不张等并发症。

（二）实验室及其他检查

（1）脑脊液压力一般在 200 mmH$_2$O* 以下，细胞数不超过 10×10^6/L，蛋白增高至 0.8～8 g/L。此种特征性改变在病后第三周最明显，可持续 3～7 个月，称为蛋白细胞分离现象。少数患者脑脊液无改变。

（2）肌电图示神经传导速度减慢，具有周围神经病变特点。

（三）诊断

（1）病前有感染史，多为上呼吸道或肠道感染。

---

* 1 mmH$_2$O = 9.8 Pa。

（2）迅速出现四肢对称性弛缓性瘫痪，呼吸困难，主观感觉障碍多；客观体征少，或有手、袜套型感觉障碍。

（3）脑脊液表现蛋白细胞分离现象。

三、治疗

1. 急性期治疗

加强营养，勤翻身，拍背和按摩瘫痪肢体。随时清理口腔及呼吸道分泌物，以保持呼吸道通畅。有吞咽困难者应早日鼻饲，维持营养和水、电解质平衡。严密观察病情，严防各种并发症的发生。

2. 药物治疗

（1）肾上腺皮质激素治疗：其疗效各家报道不一。可选用地塞米松 10～20 mg/d，静脉注射，每日 1 次，7～14 天为一疗程。促肾上腺皮质激素 25 mg/d，静脉注射或肌内注射，每日 1 次，或与类固醇交替使用。泼尼松可用于恢复期或缓解期。

（2）抗生素：由于激素的大量应用，或呼吸困难、咳嗽无力时，易并发肺炎、泌尿系感染，故适当应用抗生素也很必要，常用的有青霉素族、红霉素、吡哌酸等。

（3）支持疗法：应用足量维生素、能量合剂、氨基酸及球蛋白等。

（4）血浆置换法：亦有一定疗效，适用于呼吸肌麻痹者。

（5）免疫抑制剂：硫唑嘌呤 100～150 mg/d，分 2～3 次口服。也可用环磷酰胺口服。亦可用于肾上腺皮质激素治疗无效或慢性病例，或与肾上腺皮质激素合用。

3. 呼吸肌麻痹的治疗

有 20%～25% 的患者会发生呼吸肌麻痹，一旦发生可危及患者生命。

（1）迅速发生呼吸肌麻痹者，应采取紧急措施，行气管插管术，待呼吸改善后行气管切开。

（2）如有呼吸、吞咽或咳痰困难时，早日做气管切开，为使用呼吸机做好准备。

（3）轻度呼吸肌麻痹采用间歇给氧，严密观察。

（4）人工呼吸机辅助呼吸。

4. 恢复期

促进局部血液循环，防止肌萎缩和关节畸形，可行按摩或体疗等。

四、护理

1. 一般护理

（1）给予舒适的卧位，保证充足休息。病室环境安静。

（2）急性期如有吞咽困难及呛咳的患者，给予插胃管，以高蛋白、高维生素、高热量且易消化的鼻饲流汁。恢复期先给予进糊状饮食并耐心细致地喂食。根据患者体质及消化道功能情况给予充足的热量、蛋白质及水分，以保证其营养。

（3）根据患者生活自理能力缺失的程度，协助其进食、擦澡、更衣、洗漱、排便甚至抓痒。

（4）病情严重者语言能力缺失，不能呼唤护士，因此护士应设法使其能准确表达生理、心理的需要，可用文字、手势或眼神来表达自己的要求。

（5）为患者进行护理操作时，注意保暖，为患者盖好被子，以免感冒加重病情。

（6）保持大、小便通畅，定时为患者处理大、小便。尿潴留者先在腹部加压或以清水冲洗会阴部以诱导其排尿，无效时则采用间歇导尿，便秘者可用软化剂、缓泻剂或灌肠。

（7）备好气管插管、气管切开用物、呼吸机、氧气及抢救药品等。

（8）加强口腔护理，每日 3 ~ 4 次。

（9）做好皮肤护理，预防呼吸道感染，每 2 小时协助患者翻身拍背。

（10）向患者及家属讲明翻身及肢体运动的重要性，使患者保持肢体功能位，防止足下垂，对瘫痪肢体进行被动活动。保持床单平整、干燥。

（11）急性期尤其呼吸困难时，禁用镇静剂。

（12）对呼吸肌麻痹行气管切开者，按气管切开护理常规护理。

（13）患者因瘫痪及多处运动功能受损，常产生焦虑、恐惧、失望情绪，护士应多给予安慰和引导，当患者需要帮助时，及时、周到、细致地给予护理，使患者在精神上有依托，对疾病康复充满信心，主动地配合治疗护理。

2. 病情观察与护理

（1）本病常以侵犯呼吸肌及膈肌而使患者出现呼吸肌无力，为急危重症。因此，应严密观察病情。注意患者呼吸动态、节律及频率异常情况，有无缺氧、发绀表现，如患者出现烦躁不安、面部冷汗、心率加快、血压不稳应立即报告医师，给予氧气吸入并辅助人工呼吸。

（2）根据病情定时观察血压、脉搏、心率、患者吞咽功能及声音嘶哑程度，有无进食呛咳情况，并观察患者四肢瘫痪及感觉障碍程度。

（3）对使用呼吸机的患者应密切观察呼吸机运行情况，及时排除故障，保证有效通气。

（4）护士应熟悉患者所用的药物，对药物的使用时间、方法及副作用应向患者解释清楚。密切观察药物副作用，使用肾上腺皮质激素时应注意消化道出血，防止应激性溃疡；不要轻易使用安眠、镇静药。

3. 并发症护理

本病主要并发症为肺炎、肺不张。除应用抗生素抗感染治疗，保持呼吸道通畅至关重要。除有效吸痰，还可进行体位引流排痰，患者取侧卧头低足高位（抬高床尾 10 cm）。吸痰与排痰前肺部听诊，根据肺不张的部位进行拍背，然后吸痰或进行药物超声雾化吸入。心脏并发症常见的有中毒性心肌炎，表现心悸、脉速及心律不齐等，需细心观察。治疗护理尽量集中，保证患者充分休息，以减轻心脏负担。静脉输液成人每分钟 40～50 滴，儿童每分钟不超过 30 滴，以防发生心衰和肺水肿，也可按医嘱应用毛花苷 C（西地兰）、能量合剂等。

五、健康指导

加强营养，增强体质，避免感冒。坚持瘫痪肢体的功能锻炼，定期复查。

第四章　脊髓疾病

第一节 急性脊髓炎

急性脊髓炎即非特异性的脊髓炎，系一组病因不明的急性脊髓横贯性损害的炎症性疾病，亦称横贯性脊髓炎，是较常见的疾病之一，一年四季各地均有发病。

一、病因和发病机制

本病确切的病因未明，多数为病毒感染或接种疫苗后引起的机体自身免疫反应。脊髓血管缺血和病毒感染后，抗病毒抗体所形成的免疫复合物在脊髓血管内沉积也可能是本病的发病原因。脊髓全长均可累及，但以 T_{3-5} 节段最多见，因为此段脊髓供血较差而易发生。其次为颈段和腰段，骶段少见。肉眼观察脊髓可见病变部位软膜充血或有炎性渗出物，脊髓肿胀，严重者质地变软。切面可见白质与灰质分界不清，有点状出血。镜检可见软膜和脊髓血管扩张、充血，血管周围出现以淋巴细胞和浆细胞为主的浸润和水肿。灰质内神经细胞肿胀，尼氏小体溶解，甚至细胞溶解消失。白质内髓鞘脱失，轴突变性，大量吞噬细胞和胶质细胞增生。脊髓严重破坏时，可软化形成空腔。

二、病理

本病可累及脊髓的任何节段，以 T_{3-5} 节段受累最为多见。病损多为局灶性和横贯性，亦有多灶融合或散在于脊髓多个节段。肉眼可见脊髓肿胀，软脊膜充血，切面上灰白质界限不清。镜下可见神经细胞溶解、消失，白质内髓鞘脱失、轴突变性，血管周围淋巴细胞、浆细胞浸润。后期胶质瘢痕形成，脊髓萎缩。

三、护理评估

（一）临床表现

（1）任何年龄均可发病，以青壮年多见，无男女性别差异，一年四季散在发病。

（2）病前 1~2 周多有上呼吸道感染、腹泻等症状，或有疫苗接种史。受凉、过劳、外伤等常为发病诱因。

（3）急性起病，多数患者在 2~3 天内、部分患者在 1 周内发展为完全性截瘫。①双下肢麻木、无力为首发症状；②典型表现为：病变以下肢体瘫痪、感觉缺失和括约肌功能障碍。严重者多出现脊髓休克。可伴自主神经功能障碍，如多汗或少汗、皮肤营养障碍等。休克期一般为 2~4 周，并发肺炎、泌尿系感染或压疮者，可延长至数月。若无并发症，休克期过后进入恢复期，表现为瘫痪肢体肌张力增高、腱反射亢进、病理反射出现。肌力恢复常自远端开始，感觉障碍的平面逐渐下降；③由于受累脊髓的肿胀和脊膜受牵拉，常出现病变部位有背痛、病变节段束带感。

（4）上升性脊髓炎起病急，病情发展迅速，可出现吞咽困难、构音障碍、呼吸肌麻痹，甚至死亡。

（二）实验室及其他检查

急性期仅有外周血和脑脊液白细胞稍增高；少数脊髓水肿严重者，脊髓腔可出现梗阻，

脑脊液蛋白质含量明显增高（可高达 2 g/L 及以上）。脊髓造影或磁共振显像见病变部位脊髓肿胀及异常信号等改变。

四、治疗

本病的治疗原则为：减轻症状，防治并发症，加强功能训练，促进康复。

1. 药物治疗

急性期以糖皮质激素为主，可减轻脊髓水肿，控制病情发展。常采用大剂量甲基泼尼松龙短程冲击疗法，500～1 000 mg静脉滴注，1次/天，连用3～5天；其后改用泼尼松口服，40～60 mg/d，以后逐渐减量后停用。B族维生素有助于神经功能的恢复。可选用适当的抗生素预防感染。

2. 康复治疗

早期宜进行被动活动、按摩、针灸、理疗等康复治疗。部分肌力恢复时，应鼓励主动活动。

五、护理

（一）一般护理

（1）绝对卧床休息，饮食上宜给予高热量、高蛋白、高维生素食物，多食新鲜蔬菜。不能吞咽者，应给予鼻饲。

（2）由于患者肢体瘫痪、感觉缺失、大小便不能控制和皮肤营养障碍等综合因素，应加强护理，经常翻身、拍背，预防压疮发生。如已发生压疮应积极治疗，加强全身营养，促进其愈合。瘫痪肢体被动运动，加强功能锻炼。拍背协助排痰，以防坠积性肺炎。

（3）鼓励患者多饮水，保持尿液呈酸性，防止泌尿系感染。尿潴留时应定时按摩下腹部以帮助排尿，无效时行无菌导尿。大便失禁者，要保持会阴部清洁。

（二）病情观察与护理

1. 注意有无上升性脊髓炎征象

如呼吸及吞咽困难。呼吸困难者应早期吸氧、吸痰，必要时做气管切开或人工辅助呼吸。并注意严密观察病情变化，如有体温、脉搏、呼吸、面色改变、吞咽困难、构音不清等，应及时通知医师处理。

2. 观察感觉平面的部位

下肢肌力、肌张力、腱反射的改变及异常感觉等。

3. 注意观察并发症

如肺炎、泌尿系统感染、压疮、败血症及腹胀等。

六、健康指导

恢复期应给予康复医疗，加强肢体锻炼，促进肌力恢复，尤其注意纠正足下垂，防止肢体痉挛和关节挛缩，并做好出院前指导，指导患者树立与疾病做斗争的信心，预防感冒，避免过劳，加强瘫痪肢体功能锻炼。

第二节　脊髓压迫症

脊髓压迫症是各种病变引起脊髓或供应脊髓的血管受压所出现的受累脊髓以下脊髓功能障碍的一组病变。病变呈进行性发展，最后导致不同程度的脊髓横贯性损害和椎管阻塞。

一、病因与发病机制

（一）病因

引起脊髓压迫症的病因按其解剖部位可分为以下几个方面。

1. 脊膜病变

脊膜病变是脊髓压迫症最常见的原因，其他部位的化脓性病灶，血行播散引起硬膜外脓肿，脊髓血管畸形可出现硬膜外或硬膜下血肿，蛛网膜粘连导致神经根、脊髓血管或脊髓本身受压。脊膜瘤、蛛网膜囊肿、脑脊膜癌病等均可造成脊髓受压。

2. 脊髓和神经根病变

最常见为肿瘤，如神经纤维瘤、脊髓胶质瘤、室管膜瘤等。

3. 脊柱病变

最常见的为脊椎外伤和脊柱结核，其次是肿瘤和椎间盘脱出。

（二）发病机制

脊髓压迫症的发病机制有以下几个方面。

1. 脊髓机械受压

脊柱骨折、肿瘤等硬性结构直接压迫脊髓或脊神经根，出现脊髓受压、移位和神经根刺激或麻痹等症状。脊髓内的占位性病变直接侵犯神经组织，压迫症状出现较早。脊髓外硬膜内占位性病变，症状进展较缓慢。硬膜外占位性病变，由于硬膜的阻挡作用，对脊髓的压迫作用很轻，脊髓腔明显梗阻之后才出现症状。

2. 浸润性改变

脊柱和脊髓的转移癌、脓肿、白血病等浸润脊膜、脊神经根和脊髓，引起脊髓充血、水肿、肿胀，出现脊髓受压。

3. 缺血性改变

供应脊髓的血管被肿瘤等占位性病变所挤压，引起相应节段脊髓缺血性改变，使脊髓产生肿胀、坏死、软化等病理变化，从而出现脊髓的压迫症状。

二、护理评估

（一）临床表现

脊髓压迫症的病因多种多样，故其发病形式、临床表现差别较大。急性脊髓压迫症常表现为脊髓横贯性损害，多伴有脊髓休克。慢性脊髓压迫症的症状是进行性的，典型的临床进程可分为刺激期、脊髓部分受压期和脊髓完全横贯性损害三期。

1. 刺激期

病变早期，多从一侧神经根受刺激开始，表现为根性疼痛，如刀割样、针刺样、电击或火烙样疼痛等异常感觉，常有束带感。局部皮肤感觉过敏或痛觉、温度觉缺失与减退。夜间症状加重，白天减轻；咳嗽时加重，活动时减轻。

2. 脊髓部分受压期

随着病变的发展，可出现脊髓部分受压现象。从神经根、脊髓后角受压出现节段性受压症状，逐渐发展至脊髓侧束受压，表现为病变同侧病损以下脊髓的上运动神经元性瘫痪。半侧受压时，出现病侧下肢肌张力增高，腱反射亢进，锥体束征阳性和病变对侧肢体的痛觉、温度觉缺失或减退。

3. 脊髓完全横贯性损害

先为脊髓一侧病变的直接压迫，逐渐使病变向对侧移位受压，致使两侧脊髓同时受压，而出现脊髓横贯性损害。临床上表现的运动、感觉和自主神经功能障碍与急性脊髓炎的症状一致。

（二）实验室及其他检查

1. 周围血常规

绝大多数正常，但因白血病、淋巴瘤等血液病引起的脊髓压迫症可见幼稚细胞及骨髓象改变；脊椎结核、椎管内或硬膜外脓肿等也可有周围血常规的改变。

2. 脑脊液

多数患者细胞数正常，炎性病变者多有白细胞增加；肿瘤有出血坏死者红细胞和白细胞可有增加。最常见的异常是蛋白含量增高而细胞数正常。蛋白含量如超过 10 g/L 时，脑脊液呈黄色，流出后自动凝结，称弗罗因（Froin）综合征。腰穿奎肯试验阳性。

3. 脊柱 X 线片

脊柱 X 线片可发现脊柱外伤、脱位、脊柱结核、血管畸形及骨质增生或椎管狭窄，或占位性病变造成的椎管扩张，后者表现为椎弓根变扁，间距加宽，椎体后缘呈现弧形向前之凹陷，一侧椎间孔扩大等。

4. 脊髓造影

明确椎管有无梗阻及其平面，顺行造影只能显示压迫性病变的上界，逆行造影时只能显示压迫性病变的下界。

5. 核素扫描

应用^{99m}Tc 或^{131}I（碘化血清蛋白）^{10m}Ci，经腰池穿刺注入，半小时后做脊髓全长扫描，能较准确判断阻塞部位。患者痛苦较小，反应亦少。

6. CT

近年来已普遍使用，分辨率较高者肿瘤 >5 mm 便能检查出，图像清晰，能确切显示肿瘤位置和肿瘤与脊髓的关系。

7. MRI

能清楚地显示各不同轴线的断层图像，提供较清晰的解剖结构层次。对脊髓病变的部位，上、下缘界线，位置及性质能提供最有价值的信息。为当今诊断脊髓病变最有力的工具。

（三）诊断要点

1. 确定脊髓是否受压

（1）根据病变从一侧开始，早期出现神经根痛，继之逐渐出现脊髓不完全横贯性损害，进而至完全横贯性损害的慢性、进行性加重的病史和体征。

（2）脑脊液蛋白升高。

（3）压颈试验示有完全或不完全的梗阻，即可确定为脊髓压迫症。

2. 确定损害节段及平面层次

根据体征分别定位在高位颈髓、颈膨大、胸髓、腰膨大、脊髓圆锥、马尾。在确定病损节段平面之后，进一步确定平面内的层次，在髓内、髓外硬膜内或硬膜外。若拟施行手术，还必须进行脊髓造影或 CT 等检查，以精确定位。

3. 确定病变的性质即定性诊断

根据病史、病程经过、症状特点、针对性的实验室和辅助检查，在定位的基础上，通过分析排除，便可初步明确病变性质。

（四）鉴别诊断

脊髓压迫症需与非脊髓压迫病变相鉴别。

1. 急性脊髓炎

起病急，无神经根痛，运动障碍明显，呈弛缓性，两侧对称；大小便障碍明显，出现早，椎管通畅，脑脊液蛋白质轻度增高或正常。

2. 脊髓空洞症

起病缓慢，发病年龄轻，有节段型分离型感觉障碍，肌力差及肌萎缩，往往有脊柱后凸或侧凸。

3. 脊髓蛛网膜炎

慢性起病，有波动，常有缓解，感觉障碍呈分散、节段性，无横贯性脊髓损害表现。椎管无梗阻或不明显。脊髓造影征象呈星点状分布或椎管腔呈不规则狭窄。

三、治疗

首先是病因治疗，能手术者应尽早进行手术，急性脊髓压迫的手术治疗，争取在 6 小时内减压。硬脊膜外脓肿应紧急手术并使用足量抗生素，脊柱结核可行手术并施行抗结核治疗。少数恶性肿瘤或转移瘤进行放疗或化疗等。术后对瘫痪肢体应积极进行康复治疗、预防并发症。

四、预后

本病的预后与压迫的病因及其解除的程度、受压时间的长短、功能障碍程度等有关。硬膜内髓外肿瘤，多属良性，手术切除预后良好；髓内肿瘤预后较差。一般受压时间短、脊髓功能损害少，恢复可能性大。慢性压迫者因代偿充分，预后较急性压迫者好。

五、护理

1. 一般护理

按神经内科疾病患者一般护理常规。

2. 体位护理

被动卧位时，瘫痪肢体摆放功能位，防止肢体挛缩或畸形。床尾用护足架，足底用护足板或垫，防止发生垂足。下肢水肿者适当抬高肢体，以利于静脉回流。按患者需要给予防压用具，定时翻身，预防压疮。

3. 饮食护理

给予高营养且易消化的食物，多食蔬菜、水果，多饮水，少食易引起肠胀气及不易消化食物。吞咽困难或呛咳者，给予鼻饲饮食。

4. 病情观察

严密观察生命体征的变化，观察患者运动、感觉障碍的平面是否上移，是否有呼吸费力、吞咽困难和构音障碍等，如发现患者胸闷、气促、发绀、胸式呼吸减弱等，说明有呼吸肌麻痹征象，应立即给予氧气吸入并通知医生，必要时行气管切开。

5. 药物应用

大剂量使用肾上腺皮质激素时，观察有无消化道出血的情况；定期复查血钙、血糖、血钾，严格遵医嘱逐步减量。

6. 康复训练

发病早期鼓励患者配合按摩、被动运动以及积极的上半身运动，以改善血液循环，促进瘫痪肢体的功能恢复。肌力开始恢复时，鼓励其主动运动肢体，促进功能恢复。康复锻炼时，注意患者安全防护，以防发生跌倒、坠床等意外。

六、健康指导

（1）预防并发症：勤拍背，勤更换体位，预防压疮。鼓励患者咳嗽，预防坠积性肺炎。

（2）排便护理：保持排便通畅，保持会阴部清洁干燥。

（3）安全防护：禁用热水袋，防止烫伤。注意安全防护，预防意外发生。

（4）心理疏导：指导家属适时给予患者生活协助及心理支持，帮助其树立战胜疾病的信心。

第五章 脑血管疾病

第一节 短暂性脑缺血发作

短暂性脑缺血发作（TIA）是指缺血引起的在 24 小时以内可以完全缓解的局灶性神经功能缺损。表现为突然发作的局灶性症状和体征，多数在数分钟至数小时缓解，实际上，有 60% ~ 70% 的患者在 1 小时内即可完全缓解。

通常认为 TIA 是脑梗死或出血的预警信号。据临床观察，TIA 患者的 1/3 在 5 年内发生中风，其死亡原因主要是心肌梗死或猝死。

国外资料表明，65 ~ 74 岁老年人中每百人中有 1 例 TIA，75 岁以上者每 50 人中有 1 例。在我国，TIA 年发病率约 180/10 万。

一、病因和发病机制

关于 TIA 的病因，目前尚无定论，多数学者认为其病因是动脉粥样硬化。本病发病通常有以下四种机制：栓塞、血栓、血流动力学异常或血管痉挛。

1. 栓塞

据估计，栓塞引起的 TIA 至少占 30%，由于 TIA 的病程短，而且对栓子的来源不易明确，因此，对栓塞引起的 TIA 可能认识不足。持续时间不足 10 分钟的 TIA 常合并颈动脉严重狭窄（50%）；而超过 1 小时的 TIA 因栓塞引起的可能性更大，颈动脉闭塞或严重狭窄的发生率较低。引起 TIA 的栓子最常见的来源是颈内动脉溃疡斑。心脏是另一常见的栓子的直接来源。对于老年人，心房颤动、心肌梗死和瓣膜纤维钙化也是栓子的重要来源。

2. 动脉粥样硬化性血栓

这是 TIA 第二位最常见的原因。通常血栓形成使动脉内径变窄或闭塞。血栓的碎块造成远端栓塞或继发于脑动脉灌注压下降，后者表现为分水岭梗死，最常见于大中血管狭窄或合并于全身性低血压。

3. 血流动力学异常和血管痉挛

急剧的头部转动和颈部伸屈，特别是老年人患动脉粥样硬化、颈部动脉扭曲、颈椎病时，可能改变脑血流量而发生眩晕和不平衡感，甚至触发 TIA。血液成分的改变，如各种影响血氧、血糖、血脂、清蛋白的含量，以及血液黏度和凝固性的血液成分改变和血液病理状态，均可能成为 TIA 的触发因素。

在动脉粥样硬化的基础上，使某些小动脉闭塞而引起局限性缺血、缺氧发作症状。

发生缺血部位的脑组织常无病理改变。而供应脑部血液的动脉系统如颈动脉、颅内动脉可见动脉粥样硬化、狭窄、闭塞或扭曲。

二、护理评估

（一）病史

由于 TIA 发作持续时间短，多数患者就诊时既无症状又无体征，诊断完全靠病史。因此，详细的病史询问是 TIA 诊断的主要依据。

（二）临床表现

本病好发于 50～70 岁的中老年人，TIA 的临床表现依其缺血部位、范围而有不同表现。其共同特征：发作突然、迅速缓解、恢复完全、反复发作呈"刻板性"。熟悉每条血管供血区的结构及其功能，将有助于定位诊断。通常，临床上将 TIA 分为颈内动脉系统和椎基底动脉系统两大类，前者较后者多见。如发生在椎基底动脉系统的 TIA 几乎没有必要做颈动脉内膜切除术，其后中风的发生率低且病死率高，抗凝治疗疗效较好；而颈内动脉系统的 TIA 发生中风的机会较大，中风后病死率低而致残率高，抗血小板疗法及颈动脉内膜切除术有较好疗效。

1. 颈内动脉系统

大脑半球大部分为颈动脉供血，包括额叶、顶叶、颞叶的外侧部和基底节，发生在这一部位的 TIA 最常见的症状有对侧轻偏瘫、感觉障碍、偏盲、失语或构音障碍以及同侧短暂性单眼盲等。同侧短暂性单眼盲为颈内动脉系统 TIA 所独有的，这是因为病变侧分出颈内动脉的眼动脉缺血所致。

2. 椎基底动脉系统

其供血范围包括脑干、小脑、丘脑、颞叶内侧部分和枕叶，发生 TIA 时通常表现为双侧、单侧、交叉性运动或感觉障碍，构音障碍，双侧完全性或不完全性视力障碍（皮质盲），眩晕，复视，共济失调，吞咽困难，记忆力丧失，恶心和呕吐等。其眩晕很少伴有耳鸣。

（三）实验室及其他检查

即使患者在发生 TIA 后已完全恢复正常，仍需要进行详细的查体（包括神经系统检查），检查应该个体化，而且要根据临床需要逐项进行，并且对心血管系统应特别重视。

1. 一般检查

对老年 TIA 患者要行常规检查，如全血黏度、血浆黏稠度、红细胞比率、红细胞聚集等，以及与动脉硬化有关的检查如血脂、血糖、血生化等。

2. 脑血管造影

脑血管造影仍是发现和判断脑血管病变以及评价侧支循环的最佳方法，对于老年人最重要的脑血管造影指征是明确动脉狭窄的程度和判断是否需做颈动脉内膜切除术，狭窄超过 70% 是选择手术的指征之一。

3. 超声检查

多普勒显像颅外颈动脉超声检查，对于发现和确定颅外血管病变，尤其是血管狭窄为 80%～90% 的患者是非常有用的无创性普查措施。

4. 颅脑 CT

这是评价老年 TIA 患者的重要措施。许多表现为短暂性神经功能缺损的老年人，CT 常能发现非缺血性的病变。

5. MRI

在发现脑梗死或其他脑组织异常方面，尤其是对于脑干或大脑皮质下的病变，MRI 优于 CT。MRI 可用于证实腔隙性梗死、椎基底动脉系统的中风和 CT 检查怀疑的病变。

6. 其他检查

其他显像技术如经颅多普勒（TCD）、正电子发射断层扫描（PET）、单光子发射计算机断层显像（SPECT）等。

7. 心脏检查

由于冠心病与 TIA 之间关系密切，对心脏应该进行全面检查。如心电图有异常表现或怀疑有栓塞时，有必要进一步检查，如超声心动图、动态心电图、运动试验、冠脉造影等。

（四）诊断

由于 TIA 病程时间上的特点，60% 以上的患者就诊时已无明显的症状和体征，详细而准确地采集病史及有提示意义的辅助检查，才能做出正确诊断。

三、治疗

1. 针对病因治疗

控制血压，降血脂，降血糖，稳定心脏功能。

2. 抗血小板聚集剂

抗血小板聚集剂可能减少微栓子的形成，对于防止复发有一定疗效。可选用阿司匹林，0.1~0.3 g/d；或与双嘧达莫合用，50~100 mg/d，分4次口服。

3. 抗凝治疗

可选用肝素、华法林等抗凝剂。其疗效不肯定，且易引起脏器出血，较少应用。

4. 手术

可采用颈动脉内剥离术，有可能减少复发。

5. 其他

包括光量子稀释疗法、光量子疗法、低能量血管内激光照射、高压氧疗法等均可应用。

四、护理

（一）一般护理

1. 休息

发作期过后，应适当休息，不宜外出和从事体力劳动。对有心功能障碍者，应绝对卧床休息。

2. 卧位

由于患者起病急骤，而症状短暂，24小时又可自然缓解恢复常态，故发作期间患者应取平卧位，头取自然位置，避免左右转动和过伸过屈，直到症状消失为止。因急剧的头部转动和颈部伸屈，可改变脑血流量而发生眩晕和不稳感，从而加重缺血发作。

3. 饮食

应给予营养丰富、易于消化的食物，对有高血压、动脉硬化、心脏疾病的患者可根据病情给予低脂和低盐饮食。

4. 心理护理

本病多突然发病，患者多极度紧张、恐惧，故应细心向患者解释病情，给予鼓励和安慰。护理人员及家属更应稳定情绪，发作期间，应沉着冷静，各种治疗护理动作轻稳，态度和蔼可亲，语言亲切，使患者情绪由紧张变为稳定，增强战胜疾病的信心以配合治疗和护理。

（二）病情观察与护理

由于此病是出现严重脑血管病的先兆，因此严密观察病情、协助医师及早诊断及时治疗，对防止发展为完全性脑卒中十分重要，观察的重点包括神经系统局限症状与体征变化。

1. 颈内动脉系统的病变

注意观察一过性肢体单瘫和偏瘫、偏身麻木、失语及一侧视力障碍等。如有单一症状出现就应想到短暂性脑缺血发作的可能，应及时报告医生，采取相应的治疗。

2. 椎基底动脉系统的病变

注意观察发作性眩晕、呕吐、一侧或两侧的肢体瘫痪感觉障碍、复视、吞咽困难及共济失调等，如有单一症状出现就应报告医生处理。

3. 药物反应观察

（1）抗凝治疗：应密切注意有无出血倾向，如消化道出血、皮下出血、鼻出血及眼结合膜出血等。在服药期间，应定期检验出凝血时间、凝血酶原时间及尿常规等。

（2）血小板抑制剂：为防止或减少此病的发作及脑卒中，可口服抗血小板聚集药物，如阿司匹林等。但长期大量应用，可引起恶心、呕吐、皮疹及消化道出血或其他部位的出血倾向，故有胃病及上消化道出血史者应慎用。应用药物期间，应严密观察上述药物反应，一旦出现，就立即报告医师，及时处理。

（3）扩容剂：如低分子右旋糖酐常有过敏反应，表现为发热、荨麻疹，甚至休克。静脉点滴前应详细询问有无过敏史，静脉点滴时速度不宜过快，否则易引起心室纤颤。有出血倾向者也应慎用。

五、健康指导

积极治疗已有的高血压、动脉硬化、心脏病、糖尿病和高脂血症。避免精神紧张及操劳过度，保持情绪稳定。经常发作的患者不要从事过重的体力劳动及单独外出，以防疾病发作时跌倒。坚持锻炼身体，戒烟、少饮酒，该病如能积极配合医生治疗，按时服药，预后较好。本病如未经适当治疗而任其自然发展，约有1/3 的患者在数年内发生完全性脑卒中；约有 1/3 经历长期的反复发作而损害脑的功能；仅有 1/3 可能自然缓解。因此 TIA 为脑卒中的一种先兆，在防治急性脑血管病的工作中，及早诊断和正确处理 TIA 已被普遍认为是一个关键性的重要环节。

第二节　动脉硬化性脑梗死

动脉硬化性脑梗死即脑血栓形成，是颅内动脉粥样硬化和血栓形成，使血管腔变窄成闭塞，产生急性脑供血不足所引起的脑局部组织软化、坏死，引起急性或亚急性脑的局灶性神经功能障碍。本病占全部急性脑血管病的 50%～60%。

一、病因和发病机制

一般认为，动脉硬化性脑梗死是由动脉粥样硬化引起。高血压、高脂血症和糖尿病等均可促进动脉粥样硬化的形成与发展。颅内动脉粥样硬化好发于大脑中动脉、颈内动脉的虹吸部和椎基动脉的中下段。动脉内膜损伤破裂后，胆固醇沉积于内膜下层，引起血管壁脂肪透明变性，进一步纤维增生，动脉变硬弯曲，管壁增厚，血小板以及血液中其他有形成分、纤维素等附着于受损粗糙的内膜上，形成动脉壁血栓。血栓逐渐扩大，最终使动脉完全闭塞。急性梗死病灶其中央为坏死组织，周围绕以水肿区。坏死区神经元、轴索、髓质及胶质细胞均遭受破坏。后期坏死组织液化，被吸收后形成小腔。陈旧的血栓尚可机化及管腔再通。

二、护理评估

（一）病史

约 1/3 病例脑血栓形成前有短暂性脑缺血发作史，其发作次数不等，多为 2~3 次，发生在血栓形成的同一血管或不同血管；发病前数日有头昏、眩晕、头痛、周身无力、肢体麻木、言语不清或记忆力略显下降等。约有 60% 的患者起病有过度疲劳、兴奋、愤怒和气温突变等诱因，80% 在安静状态下发病，其中约1/5 在睡眠中发病。

（二）临床表现

多有动脉硬化、高血压、糖尿病等病史，有头痛、头昏的先兆症状，常在安静或睡眠状态下发病，1~3 天达高峰。少数病情呈进行性加重，1~2 周达到高峰。颅内压增高的症状不明显，常见各种类型的失语、偏瘫，意识多清楚，少数患者可有浅、中度昏迷，但为时不长，脑损害的症状和体征依受累血管而异。

1. 颈动脉系统

（1）颈内动脉：颈内动脉血栓形成的临床表现类似于大脑中动脉主干支闭塞，出现患侧单眼失明、对侧偏瘫和偏身感觉障碍。病情严重程度差异甚大，这与闭塞快慢、Willis 动脉环血运是否正常、侧支循环是否健全有关。

（2）大脑中动脉：主干支及深支闭塞均可出现典型的三偏

征：偏瘫、偏身感觉障碍和同向偏盲。累及主侧半球时可出现失语、失读、失写和失算等症状，辅侧半球受累出现失用、失认和体象障碍。皮质分支闭塞引起偏瘫、偏身感觉障碍，常不伴有视野改变。此类型临床多见。

（3）大脑前动脉：闭塞时主要引起额叶内侧、基底核和内囊前部血液供应障碍，产生以下肢为主的对侧肢体偏瘫，以小腿和足部明显，可伴有感觉和排尿障碍。部分患者出现精神症状和嗅觉障碍。深穿支闭塞引起内囊前支梗死时，出现对侧中枢性面瘫、舌瘫和上肢轻瘫。

2. 椎基底动脉系统

主要表现为枕叶、小脑和脑干损害，出现交叉性瘫痪、交叉性感觉障碍、多数颅神经麻痹和共济失调症状。

（1）脑桥梗死：在脑干梗死中最常见。临床表现为病侧展神经和面神经麻痹，对侧中枢性舌瘫和肢体瘫，瞳孔缩小呈针尖样，梗死累及双侧出现四肢瘫痪和昏迷。

（2）中脑梗死：出现 Weber′s 综合征，病灶侧动眼神经麻痹，对侧中枢性面瘫、舌瘫和肢体瘫，也可出现病灶侧动眼神经麻痹伴对侧肢体震颤或不自主运动。严重者意识障碍，瞳孔散大，光反应消失，四肢瘫痪。

（3）延脑梗死：在脑干梗死中少见。延脑脊外侧梗死出现眩晕、声哑、吞咽困难、构音不清、眼球震颤、Horne′r 征和共济失调，病侧面部和对侧面部及对侧肢体感觉障碍，称延脑外侧综合征。延脑内侧梗死出现病侧舌肌麻痹，以对侧上下肢为主的肢瘫和感觉障碍。

（4）小脑梗死：以眩晕、恶心、呕吐及平衡障碍为主诉。检查发现眼球震颤、小脑性共济失调、肌张力低下。小脑大面积梗死可因水肿压迫脑干出现昏迷和死亡。

（5）枕叶梗死：由大脑后动脉闭塞引起。表现为同向偏盲和中枢盲,有时发生严重遗忘症。

(三)实验室及其他检查

1. 腰穿查脑脊液

脑脊液多数正常,压力不高,清晰。大面积梗死时压力升高。

2. CT 检查

发病 24～48 小时可见到相应部位低密度梗死灶,梗死后 2～3 周脑软化坏死,CT 平扫呈等密度不易显示,需做增强扫描。颅后窝梗死病灶由于骨伪影响 CT 影像显示欠佳。

3. MRI 检查

比 CT 具有一定优越性。梗死后任何时候都能显示病灶异常信号影,可以提供更多的切面影像,脑血管造影无骨性伪影干扰,并能显示颅后窝脑干内的较小病灶。

4. 血流变学指标

血流变学指标异常。

5. 脑电图

脑电图示病侧半球可呈广泛异常,对定侧定位具有价值。

6. SPECT

发病后即可见病灶部位呈灌注减退区或缺损区。

7. TCD

根据收缩峰流速、平均流速、舒张期末流速及脉动指数等衡量颅内主要动脉血管的血流状况,梗死区常出现相应血管多普勒信号减弱或消失。

8. 脑血管造影

颈动脉或椎动脉造影可显示血栓形成部位及程度,在诊断上有决定意义。但因系创伤性检查,近年来,随着 CT、MRI、SPECT 及 TCD 等非创伤性检查的问世,其重要性已远远不如以前。

（四）诊断和鉴别诊断

根据本病在安静或睡眠时发病的特点和多无明显头痛与呕吐；发病后 2 天内意识清楚或仅有轻度意识改变；发病后 6 小时脑脊液一般不含血液；起病缓慢，常有脑动脉硬化及高脂血症；有颈内动脉系统或椎基底动脉系统各分支缺血的表现。结合实验室及特殊检查可确定诊断。初发动脉硬化性脑梗死应注意与脑栓塞、小量脑出血、蛛网膜下隙出血鉴别。复发性脑梗死，特别是合并有视力改变者应与多发性脑梗死相鉴别。进展型脑梗死与颅内血肿、肿瘤及脑脓肿相鉴别。

三、治疗

（一）治疗原则

急性期应静卧休息，头放平，以改善脑部循环。对于脑水肿明显、伴意识障碍者，可立即予以吸氧及降颅压治疗，如静脉滴注地塞米松、甘露醇等。对血压偏高者，降压不宜过快、过低，使血压逐渐降至发病前水平或 150/90 mmHg* 左右。血压偏低者头应放平或偏低，可输胶体物质或应用升压药维持上述水平。吞咽困难者给予鼻饲。预防压疮，保持口腔卫生。

（二）治疗方案

1. 控制血压

除非血压过高，一般在急性期不使用降压药，以免血压过低而导致脑血流灌注量的锐减，使梗死发展及恶化。维持血压比患者病前平日血压或患者年龄应有的血压稍高水平。

2. 控制脑水肿

对于脑水肿明显，伴有意识障碍者可立即予以吸氧及降颅压治疗。20% 甘露醇 250 mL，加压静脉滴注，每日 1 ~ 2 次；地塞

---

* 1 mmHg = 0.133 kPa。

米松每日 10～15 mg 加入 10% 葡萄糖溶液 500 mL 中静脉滴注，连用 3～5 天；10% 甘油 250～500 mL（1.0～1.2 g/kg），每日 1～4 次静脉滴注，连用 3～5 天。

3. 溶栓治疗

早期使用可能有效，血栓老化后则反而有害无益。

（1）尿激酶（UK）：可促进纤溶酶活性，使纤维蛋白溶解，使血栓崩解消散。可用 6 万～30 万 U 溶于 250 mL 生理盐水中静脉滴注，每日 1 次，可连用 5 天，需注意出血并发症。

（2）链激酶（SK）：能使纤维蛋白酶原转变为有活性的纤维蛋白酶，而使血栓溶解。用法：首次剂量 20 万～50 万 U 加入生理盐水 100 mL 中静脉点滴，30 分钟滴完。维持剂量为每小时 5 万～10 万 U 加入生理盐水或葡萄糖溶液中持续静脉滴注，直至血栓溶解或病情稳定为止，一般用 12 小时至 5 天。主要不良反应为出血。少数患者有发热、寒战、头痛等反应，可对症处理。为减少反应，在应用之前，先用地塞米松 2 mg 或抗组胺药物。

（3）组织型纤溶酶原激活剂（t‑PA）：该药是纤溶系统的主要生理激活剂，是一种能迅速消除血栓的第二代溶栓剂。研究表明，它对血凝块有专一性，能选择性作用于血栓局部，不引起全身性纤溶状态；可静脉大剂量使用，无出血并发症。t‑PA 是一种人类天然蛋白质，有无抗原性、重复使用安全、无过敏反应等优点，被认为是一种十分理想的溶栓新药。由于药源缺乏，使用甚少。

4. 抗凝治疗

适用于非出血性梗死，尤其进展型中风，亦可预防血栓再次形成。在治疗开始前及治疗中需多次监测凝血时间及凝血酶原时间。

（1）肝素：成人首次剂量以 4 000～6 000 U 为宜。以后一般以肝素 12 500 ~ 25 000 U 溶于 10% 葡萄糖溶液 500 ~ 1 000 mL，静脉滴注，每日 1 次，使用 1 ~ 2 天。以后根据病情及实验室检查结果调整药量。出血性疾病、活动性溃疡病、严重肝肾疾患、感染性血栓及高龄患者忌用。

（2）双香豆素：可在用肝素的同时口服，第 1 天 200 ~ 300 mg，以后维持量每日 50 ~ 100 mg，治疗天数依病情而定。治疗中应使凝血酶原指数在 20% ~ 30%，或凝血时间（试管法）维持在 15 ~ 30 分钟。应经常检查有无血尿及其他出血倾向，如有出血立即停药，并用鱼精蛋白静脉滴注对抗。

（3）华法林：第 1 天给药 4 ~ 6 mg，以后每日 2 ~ 4 mg 维持。

（4）藻酸双酯钠：研究表明，该药具有抗凝、降低血黏度、降血脂和改善微循环作用。常用剂量为每日 1 ~ 3 mg/kg 静脉滴注，10 天一疗程。目前认为，该药疗效确切、显著，无明显不良反应及出血倾向，是治疗脑血栓形成比较理想的药物。

5. 扩容治疗

常用低分子右旋糖酐、羟乙基淀粉等，每日 500 mL，静脉滴注。

6. 钙拮抗剂治疗

常用药物有尼莫地平、尼卡地平、氟桂利嗪等。

7. 手术治疗

大面积脑梗死内科治疗困难时，为防治脑疝，可行大骨瓣减压和坏死组织吸出术；急性小脑梗死产生明显肿胀及脑积水者，可行脑室引流术或去除坏死组织以挽救生命。

8. 介入治疗

现有经皮血管成形术、超选择血管内溶栓术，已用于临床。另经皮内膜斑块切除术和超声血管内成形术尚处于试验阶段。

9. 恢复期、后遗症期的治疗

治疗原则是促进肢体、语言、智力恢复，预防再梗死。Svate - 3 号 1.0 ~ 2.0 U 加入 0.9% 生理盐水 250 mL 中，胞二磷胆碱、ATP、辅酶 A、细胞色素 C、维生素 C、维生素 B_6 等加入 5% 葡萄糖盐水 250 mL 中静脉滴注，每日 1 次，连用 21 天为一疗程，间隔 7 ~ 10 天，再用下一疗程，可多疗程治疗。

对于脑萎缩的患者可加用脑合素 20 ~ 30 mL 加入液体中静脉滴注，每日 1 次，连用 10 ~ 15 天为一疗程，亦可多疗程治疗。低分子右旋糖酐、维脑路通、706 代血浆、复方丹参注射液、川参注射液（川芎及丹参注射液）、丹红注射液（丹参、红花）、脉络宁（含玄参、牛膝等）复方注射液、PSS（藻酸双酯钠）等均可应用。

在恢复期和后遗症期可长期口服抗血小板凝聚药、氟桂利嗪、尼莫地平、PSS、复方丹参片、维脑路通、Svate - 3 号冲剂及中药，如消栓再造丸、消栓口服液、脉络通冲剂、脑得生片、华佗再造丸、人参再造丸等。

此外，选用针灸、理疗等，加强语言、肢体功能锻炼，以促进康复。

四、护理

（一）一般护理

（1）急性期应静卧休息，头放平，以改善脑部循环。对于脑水肿明显、伴意识障碍者，可立即予以吸氧及降颅压治疗，如静脉滴注地塞米松、甘露醇等。对血压偏高者，降压不宜过快过低，使血压逐渐降至发病前水平或 150/90 mmHg 左右。血压偏低者头应放平或偏低，可输胶体物质或应用升压药维持上述水平。

（2）注意营养，神志不清或吞咽困难者，可鼻饲，并每日注入足量的富有营养的流质。昏睡者，可喂流质或半流质。食物不宜过冷、过热，喂食时不宜过急，以免引起呛咳或呕吐。

（3）昏迷患者按昏迷护理常规护理。

（4）由于患者长期卧位，要加强皮肤、口腔及大小便的护理，防止压疮的发生。早日进行被动、主动运动，按摩患肢，以促进血液循环。

（5）加强心理护理，由于老年人在病前曾看到过脑梗死后遗症对健康的危害，都存有不同程度的恐惧感，瘫痪和失语造成自理能力的丧失，给患者增加了精神上的负担，要做好精神护理，对患者给予安慰、照顾，使其积极配合治疗。

（二）病情观察与护理

（1）密切观察病情变化，注意患者的意识改变、呼吸循环状况、瞳孔大小及对光反射、体温、脉搏、血压等，并详细记录。发现异常，及时报告医生。

（2）应用双香豆素类或肝素等药物抗凝治疗时，应严格执行医嘱，密切观察皮肤、黏膜、大小便、呕吐物，注意有无出血倾向。如有出血立即通知医生。

（3）观察血压变化，备好止血药物，做好输血准备。

（4）使用链激酶或尿激酶溶栓治疗者，注意有无发热、头痛、寒战或其他过敏反应，观察有无出血倾向。发现异常，及时报告医生处理。

五、健康指导

（1）积极防治高血压、糖尿病、高脂血症、高血黏稠度等引起脑血管疾病的危险因素，尤其是患高血压的老年人，必须定期监测血压，定期有规律的服用降压药物。高脂血症能促进动脉粥样硬化和血液黏稠度增高等血液流变学变化，所以老年人应定期复查血脂、血糖、胆固醇等。注意劳逸结合，避免过度的情绪激动和重体力劳动。

（2）多食谷类、豆类、蔬菜、水果等高复合糖、高纤维、低脂肪的食物，少食甜食，戒除烟酒，保持大便通畅。

（3）出院时应注意指导患者避免过度劳累和精神刺激，加强瘫痪肢体功能锻炼，低脂饮食，多吃新鲜蔬菜，坚持语言训练。

（4）康复护理技术参见脑出血章节有关内容。

第三节　脑栓塞

脑栓塞是各种栓子随血流进入颅内动脉，使血管腔急性闭塞，引起相应供血区脑组织缺血坏死及脑功能障碍。栓塞性脑梗死约占脑梗死的 15%。

一、病因

根据栓子来源可分为以下几种。

1. 心源性

占脑栓塞的 60%～75%，常见病因为慢性心房纤颤，栓子主要来源是风湿性心瓣膜病、心内膜炎赘生物及附壁血栓脱落等以及心肌梗死、心房黏液瘤、心脏手术（如瓣膜置换）、心脏导管、二尖瓣脱垂和钙化，先天性房室间隔缺损来自静脉的反常栓子等。

2. 非心源性

如动脉粥样硬化斑块脱落、肺静脉血栓或血凝块、骨折或手术时脂肪栓和气栓、血管内治疗时血凝块或血栓脱落等；颈动脉纤维肌肉发育不良是节段性非动脉硬化性血管病变，可发生脑栓塞，女性多见；肺感染、败血症、肾病综合征的高凝状态等可引起脑栓塞。

3. 来源不明

约30%的脑栓塞不能明确原因。

成人脑血流量约占心血输出量的20%，脑栓塞发病率占全身动脉栓塞的50%，估计约90%的心源性栓子停留于脑部，脑栓塞常为全身动脉栓塞性疾病首发表现，两侧大脑半球发生栓塞的机会基本相等。如不消除栓子来源，脑栓塞可反复发生，约2/3的复发脑栓塞发生在首次脑栓塞后1年内。

二、护理评估

（一）临床表现

（1）脑栓塞可发生于任何年龄，以青壮年多见。多在活动中急骤发病，无前驱症状，局灶性神经体征在数秒至数分钟达到高峰，多表现完全性卒中，意识清楚或轻度意识模糊，颈内动脉或大脑中动脉主干栓塞导致大面积脑梗死，可发生严重脑水肿、颅内压增高，甚至脑疝和昏迷，常见痫性发作；椎基底动脉系统栓塞常发生昏迷。个别病例局灶性体征稳定或一度好转后又出现加重提示栓塞再发或继发出血。

（2）约4/5的脑栓塞发生于前循环，特别是大脑中动脉，出现偏瘫、偏身感觉障碍、失语或局灶性癫痫发作等，偏瘫以面部和上肢较重。椎基底动脉系统受累约占1/5，表现为眩晕、复视、交叉瘫或四肢瘫、共济失调、饮水呛咳、吞咽困难及构音障碍等。栓子进入一侧或两侧大脑后动脉导致同向性偏盲或皮质盲，基底动脉主干栓塞导致突然昏迷、四肢瘫或基底动脉尖综合征。大多数患者伴有风心病、冠心病和严重心律失常等疾病或心脏手术、长骨骨折、血管内介入治疗等栓子来源以及肺栓塞（气急、发绀、胸痛、咯血和胸膜摩擦音等），肾栓塞（腰痛、血尿等），肠系膜栓塞(腹痛、便血等),皮肤栓塞(出血点或淤斑)等体征。

（二）实验室及其他检查

1. CT 和 MRI 检查

可显示缺血性梗死或出血性梗死改变,合并出血性梗死高度支持脑栓塞诊断。许多患者继发出血性梗死临床症状并未加重,发病 3～5 日内复查 CT 可早期发现继发梗死后出血,及时调整治疗方案。磁共振血管成像（MRA）可发现颈动脉狭窄程度或闭塞。

2. 腰穿

脑压正常,脑压增高提示大面积脑梗死。如为出血性梗死,脑脊液可呈血性或镜下红细胞。感染性脑栓塞如亚急性细菌性心内膜炎,脑脊液细胞数增高,早期以中性粒细胞为主,晚期以淋巴细胞为主。如为脂肪栓塞,脑脊液可见脂肪球。

3. 心电图

应作为常规检查,确定心肌梗死、风心病、心律失常等证据。脑栓塞作为心肌梗死首发症状并不少见,更须注意无症状性心肌梗死。超声心动图检查可证实存在心源性栓子,颈动脉超声检查可评价颈动脉管腔狭窄程度及动脉斑块,对证实颈动脉源性栓塞有提示意义。

（三）诊断

根据骤然卒中起病,出现偏瘫、失语等局灶性体征,可伴痫性发作,数秒至数分钟达到高峰,有心源性等栓子来源,可做出临床诊断。如合并其他脏器栓塞更支持诊断,CT 和 MRI 检查可确定脑栓塞部位、数目及伴发出血等。

三、治疗

1. 一般治疗

与脑血栓形成相同,颈内动脉或大脑中动脉栓塞可导致大面积脑梗死，引起严重脑水肿和继发脑疝，小脑梗死也易发生脑疝，应积极脱水、降颅压治疗，必要时需行大颅瓣切除减压术。房颤患者可用抗心律失常药物治疗。心源性脑栓塞发病后数小时内可用血管扩张剂罂粟碱，烟酸占替诺 600～900 mg 静脉滴注，可收到较满意疗效；也可采用脑保护性治疗。

2. 抗凝治疗

抗凝治疗可预防随后发生栓塞性卒中。房颤或有再栓塞风险的心源性病因、动脉夹层或高度狭窄的患者可用肝素预防再栓塞或栓塞继发血栓形成，栓塞复发的高度风险可完全抵消发生出血的风险。最近证据表明，脑栓塞患者抗凝治疗导致梗死区出血很少给最终转归带来不良影响。治疗中要定期监测凝血功能并调整剂量。抗血小板聚集药阿司匹林也可试用，可以预防再栓塞。

3. 其他治疗

气栓处理患者应取头低、左侧卧位，如为减压病应尽快行高压氧治疗，减少气栓，增加脑含氧量。气栓常引起癫痫发作，应严密观察并抗癫痫治疗。脂肪栓处理可用扩容剂、血管扩张剂静脉滴注。感染性栓塞需选用足量有效的抗生素治疗。

四、护理

（一）一般护理

1. 休息

急性期应绝对卧床休息，气体栓塞的患者取头低位，并向左侧卧位，预防更多的空气栓子到脑部与左心室。恢复期视病情逐渐适当活动。

2. 饮食

给予富有营养、易于消化的食物，若合并心脏疾患应给予低盐饮食，如有吞咽障碍可给予鼻饲。

（二）病情观察与护理

1）严密观察有无新的栓塞，如突然失语、瘫痪加重、意识逐渐不清、肢体皮肤变色、疼痛及所属动脉是否搏动等，如有异常及时报告医生。

2）注意心率、心律、血压变化，对合并心力衰竭的患者，按医嘱给予强心剂和利尿剂。

3）药物反应观察

（1）抗凝治疗时应准确给药，注意药物剂量，根据各种不同药物的作用，观察其不良反应，注意观察出血先兆，如皮肤、黏膜下有无出血点，定期检查凝血酶原时间及尿常规，如有异常及时通知医师。

（2）使用血管扩张剂及改善微循环药物时，因此类药物有扩张血管的作用，常见的不良反应有皮肤潮红、发痒、恶心，一般短时即过，可减量用之。盐酸罂粟碱直接作用于血管平滑肌，可使脑血管扩张，脑血管阻力减低，脑血流增加从而改善氧供量，注射前应先稀释，静脉滴入须缓慢，过速可致心室纤颤，甚至心搏停止。

（三）症状护理

1. 头痛

头痛、烦躁不安者应注意安全，床边加床挡防止坠床，按医嘱给予止痛剂。

2. 抽搐

脑栓塞伴有抽搐的患者，大多意识不清，不能自主，需加床挡，备缠有纱布的压舌板，插入上下磨牙之间，防止舌咬伤。一切治疗操作应集中，避免光刺激及触动诱发抽搐，应由专人护理，严密观察抽搐的部位、持续的时间和次数，并立即采取有效的措施终止抽搐。

第四节　脑出血

脑出血是指原发性脑实质出血，占全部脑卒中的10%~30%。

一、病因

高血压性脑出血是非创伤性颅内出血最常见的病因，是高血压伴发脑小动脉病变，血压骤升使动脉破裂所致。其他病因包括脑动脉粥样硬化，血液病（白血病、再生障碍性贫血、血小板减少性紫癜、血友病、红细胞增多症和镰状细胞病等）以及脑淀粉样血管病、动脉瘤、动静脉畸形、Moyamoya病、脑动脉炎、硬膜静脉窦血栓形成、夹层动脉瘤、原发性或转移性肿瘤、梗死后脑出血、抗凝或溶栓治疗等。

二、护理评估

（一）临床表现

1. 高血压性脑出血

常发生于50~70岁，男性略多，冬春季易发。通常在活动和情绪激动时发病，出血前多无预兆，50%的患者出现头痛并很剧烈，常见呕吐，出血后血压明显升高。临床症状常在数分钟至数小时达到高峰，临床症状、体征因出血部位及出血量不同而异，基底节、丘脑与内囊出血引起轻偏瘫是常见的早期症状；约10%的病例出现癫痫发作，常为局灶性，重症者迅速转入意识模糊或昏迷。

2. 常见临床类型及特点

1）基底节区出血

壳核和丘脑是高血压性脑出血的两个最常见部位，它们被内囊后肢所分隔，下行运动纤维、上行感觉纤维以及视辐射穿行其中，外侧（壳核）或内侧（丘脑）扩张血肿压迫这些纤维产生对侧运动、感觉功能障碍，典型可见三偏体征（病灶对侧偏瘫、偏身感觉缺失和偏盲等），大量出血可出现意识障碍，也可穿破脑组织进入脑室，出现血性脑脊液，直接穿破皮质者不常见。

（1）壳核出血：主要是豆纹动脉外侧支破裂，通常引起较严重的运动功能缺损，持续性同向性偏盲，可出现双眼向病灶对侧凝视不能，主侧半球可有失语。

（2）丘脑出血：由丘脑膝状体动脉和丘脑穿通动脉破裂所致，产生较明显感觉障碍，短暂的同向性偏盲；出血灶压迫皮质语言中枢可产生失语症，丘脑局灶性出血可出现独立的失语综合征，预后好。

丘脑出血特点是：上下肢瘫痪较均等，深感觉障碍较突出；大量出血使中脑上视中枢受损，眼球向下偏斜，如凝视鼻尖；意识障碍多见且较重，出血波及丘脑下部或破入第三脑室则昏迷加深，瞳孔缩小，出现去皮质强直等；累及丘脑底核或纹状体可见偏身舞蹈—投掷样运动；如出血量大，使壳核和丘脑均受累，难以区分出血起始部位，称为基底节区出血。

（3）尾状核头出血：较少见，表现为头痛、呕吐及轻度脑膜刺激征，无明显瘫痪，颇似蛛网膜下隙出血，有时可见对侧中枢性面舌瘫，临床常易忽略，偶因头痛在 CT 检查时发现。

2）脑叶出血

常由脑动静脉畸形、Moyamoya 病、血管淀粉样变性和肿瘤等所致。常出现头痛、呕吐、失语症、视野异常及脑膜刺激征，癫痫发作较常见，昏迷较少见。顶叶出血最常见，可见偏身感觉障碍、空间构象障碍；额叶可见偏瘫、Broca 失语、摸索等；颞叶出血可见 Wernicke 失语、精神症状；枕叶出血出现对侧偏盲。

3）脑桥出血

多由基底动脉脑桥支破裂所致，出血灶位于脑桥基底与被盖部之间。大量出血累及脑桥双侧，常破入第四脑室或向背侧扩展至中脑，患者于数秒至数分钟内陷入昏迷、四肢瘫痪和去大脑强直发作，可见双侧针尖样瞳孔和固定于正中位、呕吐咖啡样胃内容物、中枢性高热（躯干持续 39℃ 以上而四肢不热）、中枢性呼吸障碍和眼球浮动（双眼间隔约 5 秒的下跳性移动）等，通常在 48 小时内死亡。

小量出血表现为交叉性瘫痪或共济失调性轻偏瘫，两眼向病灶侧凝视麻痹或核间性眼肌麻痹，可无意识障碍，可较好恢复。

中脑出血罕见，轻症表现一侧或双侧动眼神经不全瘫痪或 Weber 综合征，重症表现深昏迷、四肢弛缓性瘫痪，迅速死亡；可通过 CT 确诊。

4）小脑出血

小脑齿状核动脉破裂所致，起病突然，数分钟内出现头痛、眩晕、频繁呕吐、枕部剧烈头痛和平衡障碍等，但无肢体瘫痪。病初意识清楚或轻度意识模糊，轻症表现为一侧肢体笨拙、行动不稳、共济失调和眼球震颤。大量出血可在 12～24 小时内陷入昏迷和脑干受压征象，如周围性面神经麻痹、两眼凝视病灶对侧（脑桥侧视中枢受压）、瞳孔缩小而对光反应存在、肢体瘫痪及病理反射等；晚期瞳孔散大，中枢性呼吸障碍，可因枕大孔疝死亡。暴发型发病立即出现昏迷，与脑桥出血不易鉴别。

5）原发性脑室出血

占脑出血的 3%～5%，是脑室内脉络丛动脉或室管膜下动脉破裂出血所致。多数病例是小量脑室出血，可见头痛、呕吐、脑膜刺激征及血性脑脊液，无意识障碍及局灶性神经体征，酷似蛛网膜下隙出血，可完全恢复，预后好。大量脑室出血起病急骤，迅速陷入昏迷，四肢弛缓性瘫痪及去脑强直发作，频繁呕吐，针尖样瞳孔，眼球分离斜视或浮动等，病情危急，多迅速死亡。

（二）实验室及其他检查

1. CT 检查

临床疑诊脑出血时首选 CT 检查，可显示圆形或卵圆形均匀高密度血肿，边界清楚，并可确定血肿部位、大小、形态以及是否破入脑室、血肿周围水肿带和占位效应等，如脑室大量积血可见高密度铸型，脑室扩张。1 周后血肿周围可见环形增强，血肿吸收后变为低密度或囊性变。CT 动态观察可发现进展型脑出血。

2. MRI 检查

MRI 检查可发现 CT 不能确定的脑干或小脑小量出血，能分辨病程 4 周后 CT 不能辨认的脑出血，区别陈旧性脑出血与脑梗死，显示血管畸形流空现象。可根据血肿信号的动态变化（受血肿内血红蛋白变化的影响）判断出血时间。

（1）超急性期：血肿为 T_1 低信号、T_2 高信号，与脑梗死不易区别。

（2）急性期：为 T_1 等信号、T_2 低信号。

（3）亚急性期：T_1、T_2 均呈高信号。

（4）慢性期：呈 T_1 低信号、T_2 高信号。

3. 数字减影脑血管造影

可检出脑动脉瘤、脑动静脉畸形、Moyamoya 病和血管炎等。

4. 脑脊液检查

只在无 CT 检查条件且临床无明显颅内压增高表现时进行，可发现脑压增高，脑脊液呈洗肉水样。须注意脑疝风险，疑诊小脑出血不主张腰穿。

（三）诊断

中老年高血压病患者在活动或情绪激动时突然发病，迅速出现偏瘫、失语等局灶性神经功能缺失症状以及严重头痛、呕吐及意识障碍等，常高度提示脑出血的可能，CT 检查可以确诊。

三、治疗

积极合理的治疗可挽救患者生命、减少神经功能残疾程度和降低复发率。

1. 内科治疗

患者卧床，保持安静。重症须严密观察体温、脉搏、呼吸和血压等生命体征，注意瞳孔和意识变化。保持呼吸道通畅，及时清理呼吸道分泌物，必要时吸氧，动脉血氧饱和度维持在 90% 以上。加强护理，保持肢体功能位。意识障碍或消化道出血者宜禁食 24~48 小时，之后放置胃管。

（1）血压紧急处理：急性脑出血时血压升高是颅内压增高情况下保持正常脑血流量的脑血管自动调节机制，应用降压药仍有争议，降压可影响脑血流量，导致低灌注或脑梗死，但持续高血压可使脑水肿恶化。舒张压降至约 100 mmHg 水平是合理的，但须非常小心，防止个体对降压药异常敏感。急性期后可常规用药控制血压。

（2）控制血管源性脑水肿：脑出血后 48 小时水肿达到高峰，维持 3~5 日或更长时间后逐渐消退。脑水肿可使颅内压增高和导致脑疝，是脑出血主要死因。常用皮质类固醇减轻脑出血后水肿和降低颅内压，但有效证据不充分；脱水药只有短暂作用，常用 20% 甘露醇、10% 复方甘油和利尿药，如呋塞米（速尿）等或用 10% 血浆白蛋白。

（3）高血压性脑出血部位发生再出血不常见，通常无须用抗纤维蛋白溶解药，如需给药可早期给予抗纤溶药物，如 6 - 氨基己酸、氨甲环酸等。巴曲酶（立止血）也推荐使用。脑出血后凝血功能评估对监测止血治疗是必要的。

（4）保证营养和维持水、电解质平衡：每日液体输入量按尿量 +500 mL 计算，高热、多汗、呕吐或腹泻的患者还需适当增加入液量。注意防止低钠血症，以免加重脑水肿。

（5）并发症防治

感染：发病早期或病情较轻时通常不使用抗生素，老年患者合并意识障碍易并发肺感染、尿潴留或导尿易合并尿路感染，可根据经验、痰或尿培养、药物敏感试验等选用抗生素治疗；保持气道通畅，加强口腔和呼吸道护理，痰多不易咳出应及时气管切开，尿潴留可留置尿管并定时膀胱冲洗。

应激性溃疡：可以引起消化道出血，可用 H_2 受体阻滞剂预防，如西咪替丁 $0.2 \sim 0.4$ g/d，静脉滴注；雷尼替丁 150 mg 口服，$1 \sim 2$ 次/天；奥美拉唑 20 mg/d 口服，$1 \sim 2$ 次/天或 40 mg 静脉注射；还可用氢氧化铝凝胶 $40 \sim 60$ mL 口服，4 次/天；如果发生上消化道出血可用去甲肾上腺素 $4 \sim 8$ mg 加冰盐水 $80 \sim 100$ mL 口服，$4 \sim 6$ 次/天；云南白药 0.5 g 口服，4 次/天；保守治疗无效时可在胃镜直视下止血，须注意呕血引起窒息，并补液或输血维持血容量。

稀释性低钠血症：10% 的脑出血患者可发生，因抗利尿激素分泌减少，尿排钠增多，血钠降低，可加重脑水肿，每日应限制水摄入量 $800 \sim 1\,000$ mL，补钠 $9 \sim 12$ g；宜缓慢纠正，以免导致脑桥中央髓鞘溶解症。

脑耗盐综合征：心钠素分泌过高导致低血钠症，治疗应输液补钠。

痫性发作：常见全面性强直—阵挛发作或局灶性发作，可用地西泮（安定）$10 \sim 20$ mg 静脉缓慢推注，个别病例不能控制发作可用苯妥英钠 $15 \sim 20$ mg/kg 静脉缓慢推注，不需长期用药。

中枢性高热：宜物理降温，如效果不佳可用多巴胺受体激动剂，如溴隐亭 3.75 mg/d，逐渐加量至 7.5 ~ 15.0 mg/d，分次服用或用硝苯呋海因 0.8 ~ 2.0 mg/kg，肌内或静脉给药，6 ~ 12 小时 1 次，缓解后 100 mg，2 次/天。

下肢深静脉血栓形成：常见患肢进行性水肿和发硬，勤翻身、被动活动或抬高瘫痪肢体可预防，肢体静脉血流图检查可确诊，可用肝素 100 mg 静脉滴注，1 次/天或低分子肝素 4 000 U 皮下注射，2 次/天。

2. 外科治疗

可挽救重症患者生命及促进神经功能恢复，手术宜在发病后 6 ~ 24 小时进行，预后直接与术前意识水平有关，昏迷患者通常手术效果不佳。

（1）手术适应证：①脑出血患者颅内压增高伴脑干受压体征，如脉缓、血压升高、呼吸节律变慢、意识水平下降等；②小脑半球血肿量≥10 mL 或蚓部 >6 mL，血肿破入第四脑室或脑池受压消失，出现脑干受压症状或急性阻塞性脑积水征象者；③重症脑室出血导致梗阻性脑积水；④脑叶出血，特别是动静脉畸形所致和占位效应明显者。

（2）手术禁忌证：脑干出血、大脑深部出血、淀粉样血管病导致脑叶出血不宜手术治疗。多数脑深部出血病例可破入脑室而自发性减压，且手术会造成正常脑组织破坏。

（3）常用手术方法：①小脑减压术，是高血压性小脑出血最重要的外科治疗，可挽救生命和逆转神经功能缺损，病程早期患者处于清醒状态时手术效果好；②开颅血肿清除术，占位效应引起中线结构移位和初期脑疝时外科治疗可能有效；③钻孔扩大骨窗血肿清除术；④钻孔微创颅内血肿清除术；⑤脑室出血时行脑室引流术。

3. 康复治疗

脑出血患者病情稳定后宜尽早进行康复治疗，对神经功能恢复、提高生活质量有益。如患者出现抑郁情绪，可及时给予药物治疗和心理支持。

四、护理

（一）一般护理

（1）患者症状无论轻或重，为避免再出血，均应卧床休息4~6周。卧位宜取头高斜坡位，可减轻颅内高压和头痛，昏迷患者取侧卧位，头稍向后仰，保持下颌角向前，以防舌根后坠，且可防止吸气时呼吸困难。为预防再出血，急性期的患者不宜搬动，更换体位要视病情权衡利弊，开始可做小幅度翻身，病情稳定后常规护理。注意头部不宜过屈或过度转动，以免影响脑部的血液供应。

（2）各种护理操作如吸痰、插胃管均需轻柔，防止因患者烦躁、咳嗽而加重或诱发脑出血。

（3）意识障碍不能经口进食的患者，起病3日内可依靠静脉输液维持营养。过早插胃管或因留置胃管等刺激会引起患者躁动不安、呕吐或使呕吐物反流入气管内，引起窒息或发生再出血。一般起病3日后，无呕吐、腹胀，肠鸣音良好，无明显消化道出血，可予鼻饲。液体摄入量每日约2 500 mL，限制食盐摄入每日5 g左右，以免加重脑水肿。意识清醒的患者，进食应从健侧入口，不可过急，避免呛咳。饭后漱口，防止食物残渣存留在瘫痪侧齿颊之间引起口腔炎。

（二）病情观察与护理

（1）密切观察病情变化，详细记录患者意识、瞳孔、体温、呼吸、血压、脉搏的变化。定时观察瞳孔、意识改变，如昏迷加深、病灶侧瞳孔散大、对光反应迟钝或消失，即为脑疝症状，应立即静脉滴注脱水降颅压药物，同时通知医生进行抢救。

（2）注意呼吸频率、节律及形式。如呼吸由深而慢变为快而不规则或呈双吸气、叹息样、潮式呼吸，提示呼吸中枢受到严重损坏，按医嘱给呼吸兴奋剂。呼吸过速者，注意可能引起碱中毒。

（3）观察心率、心律变化。观察呕吐物及大便的颜色及性质，如呕吐物为咖啡色及大便呈柏油样，应密切观察血压、脉搏变化，并做好输血准备。

（4）密切观察药物疗效及反应，如甘露醇要保持滴速不宜太慢，药液不要外渗。另外，还要及时查血、尿常规及血生化，防止发生水、电解质紊乱及肾功能障碍。同时输液速度不宜太快，以免增加心脏负担，影响颅内压。

（5）需开颅手术清除血肿者，要做好术前准备及术后护理。

（6）恢复期应配合针灸、按摩、理疗等，加强局部肌肉及关节的功能锻炼。

（三）对症护理

（1）意识清醒的患者头痛、呕吐为常见症状。应取头高位，减轻颅内高压，利于止血。并应按时应用降低颅内压的脱水剂，忌用吗啡制剂，以防抑制呼吸。呕吐频繁的患者，应及时清除口腔内呕吐物，预防吸入性肺炎，必要时应用止吐剂。

（2）降温可使大脑耗氧量减少，增强脑组织对缺血、缺氧时发生坏死的耐受力，也可增强大脑皮质的保护性。物理降温可用温水、50%乙醇擦澡或用冰帽、冰枕、医用制冷袋等置于患者头、颈和四肢大血管处。如用人工冬眠降温，则应做好相关的护理，如并发感染需积极应用抗生素等。

（3）患者有呼吸困难、发绀时，应给氧、吸痰，氧流量每分钟2~4 L，流量过大易使血中氧分压增高引起脑血流量减低。

（4）意识障碍，呈昏迷状态的患者应按昏迷常规进行护理。

（5）如因出血破入脑室或出血形成血肿致脑疝形成的患者，应迅速做好脑室穿刺体外引流或开颅清除血肿的术前转科准备，必要时先剃头、配血，做青霉素、普鲁卡因皮肤过敏试验，为转手术争取时间。

（6）对局灶性损害症状，如失语、偏瘫、抽搐、吞咽障碍及排尿困难等的患者，应按各自的特点进行护理。

五、健康指导

预防脑出血的发生和再发，关键是控制高血压病，定期监测血压，有规律地接受降压药物治疗等。适当锻炼身体，如打太极拳、练太极剑等。平时应生活规律、劳逸结合、心平气和、戒除烟酒，以防止诱发高血压性脑出血。脑出血的急性期病死率虽高，但如能及时抢救、合理治疗、坚持康复训练，有半数或更多的患者可能存活，其中半数以上的患者可重获生活自理和工作能力。此外，要教育患者克服急躁、悲观情绪，预防再次发生脑出血。

第五节　蛛网膜下隙出血

由于脑底部或表面的血管发生病变破裂，血液直接流入或主要流入蛛网膜下隙，称为蛛网膜下隙出血（SAH）。SAH 有创伤性和非创伤性之分，前者指颅脑外伤引起，后者又称自发性SAH。SAH 约占所有出血性脑卒中的 10%，死亡率占全部脑血管病的 25%，其发病率国外约为 16/10 万，国内约为 10/10 万。

一、病因和发病机制

引起蛛网膜下隙出血的原因主要为先天性颅内动脉瘤及动静脉畸形的破裂，两者合计占全部病例的 57% 左右。其他原因为高血压脑动脉粥样硬化引起的动脉破裂、血液疾病（如白血病、血友病、恶性贫血、再生障碍性贫血、血小板减少性紫癜、红细胞增多症等）、脑基底异常血管网病、各种感染引起的脑动脉炎、肿瘤破坏血管、结缔组织疾病等。

先天性动脉瘤是因血管壁中层发育不良引起，常形成囊状，黄豆或胡桃大。多发部位是大脑基底动脉环的大动脉分支处，环的前半部较多发。高血压及动脉硬化可引起梭形及栗形动脉瘤，常见于脑底部较大动脉的主干。脑血管畸形多位于大脑半球穹隆面的大脑中动脉分布区，当血管破裂或渗漏血流入蛛网膜下隙后，大量积血或凝血块积聚于脑基底部，影响脑脊液循环，引起脑水肿及颅内压增高，从而压迫颅神经，尤其动眼神经；亦可刺激和压迫大脑皮质，引起癫痫样发作或肢体瘫痪。亦可伴发脑血管痉挛。脑血管痉挛是 SAH 的严重并发症，多发生在出血后 4~12 天，可产生脑水肿、局限神经功能障碍，甚至并发脑梗死和脑疝。

颅内动脉瘤多为单发，多发者仅占 15%。其大小不一，大多位于脑底动脉环交叉处，也可位于椎基底动脉系统的分叉处。动静脉畸形多位于脑凸面浅表部，脑动脉硬化性动脉瘤多位于脑底部。动脉瘤破裂处脑实质破坏并继发脑水肿、脑血肿或脑梗死。镜下可见动脉变性、纤维增生和坏死。死亡者多并发有枕大孔疝和天幕疝。

二、护理评估

（一）病史

询问起病缓急及起病时的情况，了解有无明显诱因和前驱症状。了解起病时的症状特征，是否突然剧烈头痛、呕吐；有无面色苍白、全身冷汗；有无眩晕、抽搐、项背或下肢疼痛；有无意识或精神障碍。了解有无颅内动脉瘤、脑血管畸形和高血压、动脉硬化病史；有无血液病、糖尿病、冠心病、颅内肿瘤、脑炎及抗凝治疗史。评估患者的心理状态，了解有无恐惧、紧张、焦虑及绝望的心理。

（二）症状和体征

脑膜刺激征、剧烈的头痛及血性脑脊液是蛛网膜下隙出血的三大症状，绝大多数病例都会出现。多数患者发病前完全正常，部分患者有偏头痛和眩晕史。发病常较急骤，突然出现剧烈头痛、呕吐，很快发展至昏迷。意识障碍时间一般较短，清醒后有头痛、呕吐。脑膜刺激征，以颈项强直为最突出，凯尔尼格征（Kernig 征）、布鲁津斯基征（Brudzinski 征）均呈阳性。

蛛网膜下隙出血的临床症状可分 4 组。

1. 脑膜刺激征

血液进入蛛网膜下隙后，红细胞及细胞破坏产物刺激脑膜及神经根引起脑膜刺激征，即头痛、呕吐、颈强直及 Kernig 征阳性。

2. 脑局灶体征

所在部位的动脉瘤或血管畸形破裂产生局灶体征，大脑半球的血管畸形破裂则发生偏瘫、失语及癫痫发作；脑桥部位的动脉瘤破裂，发生多数脑神经损害和呼吸、循环功能异常。

3. 脑血管痉挛

由于血小板破裂后释放 5 - 羟色胺等，引起广泛的脑血管痉挛、脑水肿和颅内压增高，而致继发性脑缺血，出现意识障碍、精神症状与锥体束征等。

4. 多脏器功能衰竭

严重蛛网膜下隙出血时，因丘脑下部受出血或脑血管痉挛引起的缺血损害，发生一系列自主神经—内脏功能障碍，表现为多脏器衰竭。

（三）实验室及其他检查

1. 血及尿检查

1/3 以上病例周围血常规示白细胞增高，约 1/4 有高血糖反应。不少患者出现蛋白尿、血尿，少数有尿糖阳性，有些患者可发生尿毒症反应，尿素氮升高。

2. 脑脊液检查

血性脑脊液为本病最可靠的诊断依据。出血后数小时进行腰穿，可见脑脊液压力增高，外观呈均匀血性，镜检可见大量红细胞；开始时红细胞与白细胞的比例与血中相似，2 天后白细胞可增加，为无菌性炎症反应所致。出血数小时后红细胞即开始溶血，离心后其上清液呈黄色或褐色。如无继续出血，1~2 周红细胞消失，3 周后黄变症亦清除，可找到较多的含铁血黄素吞噬细胞。脑脊液蛋白量常增加，糖及氯化物量正常。

3. 眼底检查

可见有玻璃体后片状出血，此症有特殊诊断意义。

4. CT 检查

可见蛛网膜下隙及脑池内因混有血液而密度增高，分布不均匀，增强检查可能发现呈高密度影的动脉瘤。

5. MRI 检查

出血早期检查缺乏特异性，如有血管瘤或血管畸形可显示出流空影像。

6. 脑血管造影

现多主张选择股动脉插管法做全脑连续血管造影，借此既可明确动脉瘤的部位、大小、单发或多发，脑血管畸形及其供血动脉及引流静脉的情况，又可了解侧支循环情况，对诊断及手术治疗均有很大价值，对继发性脑血管痉挛的诊断亦有帮助。约10%的患者造影未能发现异常，这可能是由于病变较小，血块填塞了动脉瘤等原因引起，此种情况的出血复发率较低。数字减影脑血管造影（DSA）可清晰地显示动、静脉畸形和动脉瘤，是最好的检查方法。

7. 脑电图

多显示广泛慢波，若有血肿或较大的血管畸形，可表现局限性慢波。部分病例显示病侧低波幅慢波，此常与脑血流图显示的脑缺血相一致。

8. 心电图

急性期部分病例可有一种特征性心电图改变，表现为 T 波平坦或倒置，QT 间期延长或出现 U 波。这种改变尚未证实有相应的心肌疾病，常随病情好转而改善。

（四）诊断和鉴别诊断

依据急性或亚急性起病、突然剧烈头痛、呕吐、脑膜刺激征阳性、均匀血性脑脊液，可诊断本病。

应与下列疾病相鉴别：

1. 脑出血

脑出血时，常伴有继发性蛛网膜下隙出血。但脑出血多有高血压史，起病不如蛛网膜下隙出血那样突然，且意识障碍重，偏瘫明显，CT 扫描显示脑内出血灶等，均可相鉴别。

2. 脑膜炎

虽然脑膜炎与蛛网膜下隙出血体征相似，但蛛网膜下隙出血发病突然，有严重头痛与意识障碍；而脑膜炎有发热及感染中毒症状，脑脊液白细胞增多等也可鉴别。

三、治疗

（一）一般治疗

对急性蛛网膜下隙出血的一般处理与高血压性脑出血相同。如维持生命体征稳定、降低颅内压、纠正水电解质平衡紊乱、预防感染等。

（二）防治再出血

1. 安静休息

应强调绝对卧床休息 4~6 周，一切可能使患者的血压和颅内压增高的因素均应尽量避免。对头痛和躁动不安者应用足量有效的止痛、镇静药，以保持患者能安静休息。

2. 抗纤溶药物

为制止继续出血和预防再出血，一般主张在急性期使用大剂量止血剂。常用止血剂如下：

（1）6-氨基己酸（EACA）：能抑制纤维蛋白溶酶原的形成。对因纤维蛋白溶解活性增加所致的出血有良好的效果。第 1 天先用 4~6 g EACA 溶于 5% 葡萄糖液 100 mL 静脉滴注，15~30 分钟滴完，此后持续静脉滴注 1 g/h，维持 12~24 小时。以后 20~24 g/d，持续 7~10 天，逐渐减量至 8 g/d，共用 2~3 周。

（2）对羧基苄胺（抗血纤溶芳酸）：每日 400~800 mg 加入 5% 葡萄糖液 500~1 000 mL 静脉滴注。

（3）氨甲环酸：比 EACA 作用强 8~10 倍，且有消炎作用。用量 6 g 加入 5% 葡萄糖 400 mL 静脉滴注，每日 2 次，与抑肽酶 30~40 U 联合应用，疗效优于单独应用。

以上药物用药疗程 3 周左右，对动脉瘤破裂所致出血疗程则应更长些，停药采用逐渐减量法。

临床上亦选用其他止血药如凝血质、酚磺乙胺（止血敏）、云南白药、三七粉等，常2~3种止血药联合使用。

（三）降低颅内压

蛛网膜下隙出血比脑出血使用脱水剂要慎重，因本病是脑表面血管破裂，随着大量强脱水剂的快速应用，脑组织向心性收缩，周围缺乏支持破裂血管可能被牵拉而加重出血的危险。选用药物有20%甘露醇250 mL加压静脉滴注或用50%葡萄糖60 mL加入呋塞米40 mg静脉推注，每6小时交替使用。严重失水和颅内高压时，可行颈动脉内注射20%甘露醇40~60 mL，从而使脑组织脱水对全身影响较小。昏迷深或出现脑疝早期征象时可每2小时使用1次脱水剂，或2~3种脱水剂联合交替使用。如肾功能不全亦选用呋喃苯胺或依他尼酸。颅内压增高不明显、神志清者可口服50%甘油100 mL，每日3次或直肠滴注20%甘油200 mL，20%甘露醇200 mL。其他脱水剂有25%山梨醇、10%复方甘油、地塞米松等。但不宜选用呋塞米，因可增加血中非蛋白氮使颅内出血加重。

（四）抗脑动脉痉挛

蛛网膜下隙出血者脑血管痉挛的发生率很高，以往多认为蛛网膜下隙出血后的"再次出血"实际上多数为脑血管痉挛。迄今为止治疗脑血管痉挛尚无特殊方法，关键在于早期预防。可用以下方法。

1. 尼莫地平

尼莫地平30 mg或硝苯地平10 mg，每日3次口服。重者可用异丙肾上腺素2 mg、利多卡因0.5 g分别加入5%葡萄糖液500 mL中静脉缓滴，每分钟10~20滴，并根据心率情况适当调整滴数。

2. 其他

氨茶碱、罂粟碱、利舍平、苯氧苄胺、低分子右旋糖酐等改善微循环。

（五）对症治疗

可选用抗生素防治感染，维生素 C、维生素 B_6 及能量合剂对症治疗。

（六）手术治疗

主要目的是去除病灶，争取根治，防止再出血。

1. 血肿消除术

无论何种原因，当并发颅内血肿，特别是大量出血者，应争取时机早期手术，消除血肿，有利于降颅压防止脑动脉痉挛。

2. 病变血管手术

动脉瘤和血管畸形等，除高龄（60 岁以上）或全身情况较差，病情极重外，均应手术治疗。孕妇一般在分娩后行手术。间接手术法即颈动脉结扎、颈内动脉肌肉填塞等。直接手术法有畸形血管切除、电凝、供血动脉结扎、人工栓塞、动脉瘤颈夹闭或结扎等。

3. 脑脊液分流术

本病并发脑积水伴有痴呆，可行脑脊液分流术。选用脑室—心房或脑室—腹腔分流手术。

急性期动脉瘤破裂的病死率为 40%，动静脉畸形为 10% ~ 25%，动静脉畸形较动脉瘤预后好，一般在 2 周内复发率较高。存活者多完全恢复或仅有轻度神经功能障碍，个别患者数月至数年内可出现正常颅压脑积水。

四、护理

（一）一般护理

（1）不论患者症状轻、重，均需绝对卧床休息 4 ~ 6 周，并在此期间避免一切可能引起血压和颅内压增高的因素，如用力排便、打喷嚏、情绪激动等。切不可因无意识障碍、无肢体瘫痪等症状而过早下地活动。6周后患者可在床上由卧位改为坐位，每日1~2次，逐渐增加次数，逐步到下地活动。

（2）饮食应视病情而定，意识清醒的患者可给软食或半流质，适当增加含纤维素的食物，如新鲜蔬菜、水果等。有意识障碍的患者，可经胃管进食。发病早期因预防脑水肿，可适当限制水的摄入量。

（3）病情危重或昏迷的患者，分别按危重患者护理常规和昏迷患者护理常规进行护理。

（二）病情观察与护理

1. 意识变化与精神症状

此病患者意识大多清楚，若出血量大或出血进入脑实质、脑室，影响丘脑下部或脑干者，可出现不同程度的意识障碍，轻者患有短暂的意识模糊，重者昏迷。在急性期可出现烦躁、兴奋、谵妄幻觉、定向障碍及精神症状。如有上述改变，应及时处理。

2. 脑疝

如果患者意识障碍逐渐加深，并伴有剧烈的头痛、呕吐，两侧瞳孔不等大，则提示有脑疝发生的可能。此时应立即通知医师，做好一切抢救准备工作，如备好氧气、吸痰器、脱水剂等抢救药品和器材。

（三）并发症的预防与护理

1. 再出血

为预防再出血首先要做好患者心理护理，避免精神紧张，防止情绪波动，病室内应安静，减少陪人及探视，尽量减少一切不必要的搬动及检查，治疗护理要集中，保持大便通畅，对预防本病的复发也很重要。因患者长期卧床休息，肠蠕动减慢，极易发生便秘，如消化功能尚可，可给予有纤维的食物增加肠蠕动，同时训练患者习惯床上排便，告诉患者用力排便造成的不利因素。可用番泻叶泡茶，口服果糖导泻以预防便秘，对已有发生便秘的患者可用开塞露 1 支塞肛。

2. 肺部感染

应保持患者的呼吸道通畅，痰液黏稠不易咳出者，可给予雾化吸入；咳痰剧烈者，可适当给予止咳剂，同时遵医嘱给抗生素控制感染。

3. 泌尿系感染

保持患者会阴部的清洁，及时更换床单，每日 1 : 5 000 高锰酸钾冲洗会阴 2 次。对昏迷的患者，行导尿术时，应严格执行无菌操作，并及时冲洗膀胱，定期复查尿常规，并注意观察小便的量及颜色。

（四）症状护理

1. 昏迷

患者昏迷眼睑不能闭合者，应每日用抗生素眼药水点眼，同时戴眼罩，预防角膜炎。应做好昏迷者的口腔护理，每日用盐水棉球擦洗口腔 2 次，防止口腔感染。

2. 头痛、呕吐

对剧烈头痛的患者应适当给予止痛剂，烦躁不安者，应床边加床栏，以防坠床。频繁呕吐的患者，头应偏向一侧，应严密观察呕吐的量及性质，及时补充电解质，必要时行腰穿放脑脊液 5 ~ 10 mL，术后去枕平卧 4 小时。

（五）术前护理

（1）做好患者的思想解释工作，让其充分了解手术目的，从而解除顾虑，积极配合治疗。

（2）了解患者有无感冒发热，对女患者还需了解月经来潮日期（因经期内不宜手术）。

（3）手术前数日将患者头发剪短或剃光，并检查头皮情况，如有毛囊炎、脓疮、疖或感染灶，应及早处理。在术前 2~3 天，可用肥皂水每日洗头 1 次，术前 1 日剃净头发并洗头，酌情洗澡或擦澡，剪指（趾）甲，更换内衣。手术当日再剃头发 1 次，经肥皂水洗净和乙醇消毒后，用消毒敷料或戴消毒敷料帽以保护之。

（4）根据手术情况，配血 400~800 mL。

（5）进行青霉素、链霉素皮内过敏试验。

（6）手术前一天的晚上，用肥皂水灌肠。

（7）嘱患者于手术前一天的晚上 8 点开始禁食。

（8）手术前一周内，观察体温、脉搏、呼吸并记录，如有异常，立即通知医师。

（9）按医嘱给用术前药，并嘱患者排空大小便。

（10）进手术室前取下患者的假牙等装饰品。

（11）铺好患者的床单，并备好氧气、吸痰器、抢救药品等。

（六）术后护理

（1）患者回病房后，应按全麻患者的护理取平卧位，头偏向健侧以防呕吐导致吸入性肺炎和窒息。清醒后头部抬高 15°~30°，以利头部的静脉回流。

（2）严密观察体温、脉搏、呼吸、血压的变化及手术处敷料有无渗血、渗液，如有异常立即通知医师。

（3）保持各种管道的通畅，观察并记录引流液的性质及量。

（4）术后要加强患者的生活护理，手术后第 1~2 天开始给予高蛋白、高热量和易消化的流质饮食，以利于伤口的愈合和恢复。

（七）健康指导

（1）女性患者 1~2 年应避免妊娠及分娩。

（2）使患者明白再次出血的危害性。配合医生及早做好脑血管造影或必要时手术治疗。

（3）多吃维生素丰富的食物，如蔬菜、水果，养成良好排便习惯，保持稳定的情绪，避免剧烈活动及从事体力劳动。

第六章　颅内压增高和脑疝

第一节　颅内压增高

颅内压又称脑脊液压、脑压，意指颅内容物对颅壁所产生的压力。颅内压主要由颅内容物（脑、血液和脑脊液）和颅腔容积所决定。在维持正常颅内压的过程中，颅腔充盈能力和持续性颅内血流量起着重要的作用。由于蛛网膜下隙与脑室相通，因此可以通过测量侧脑室、小脑延髓池和腰池内的脑脊液压力来表示颅内压。1891 年，Quncke 第一个经腰穿测量颅内压被报道后，一直沿用此法。正常成人侧卧位腰池压力为 70 ~ 180 mmH_2O。若所测压力高出此极限，并由此引起相应临床征象，称之为颅内压增高。

一、颅内压的调节

正常情况下颅内压随着血压和呼吸的节律有小范围的波动，收缩期颅内压略有升高，舒张期稍下降；呼气或屏息时颅内压略高，吸气时略低。这种现象是由于血压和呼吸的节律性变化导致颅内内容物中血液含量的轻微增减所引起的，临床上行腰椎穿刺测压时可以观察到测压管中水柱液面的轻微波动。正常的颅内压的自身调节机制是通过改变颅腔内容物中脑脊液和血液的体积来实现的，脑脊液量占颅内总容积的 10%，颅内压的代偿主要依靠脑脊液量的变化来完成。颅内压增高时，脑脊液分泌减少，吸收增加；颅内压降低时则发生相反的变化，以维持颅内压。一般认为颅内内容物增加的临界容积为 5%，超过这一限度，颅内压才开始增高；增加 8% ~ 10% 则将产生严重的颅内压增高。

颅内压增高是神经外科常见的病理生理综合征，是许多颅内疾病的共同表现。由于某种病因使颅腔内容物体积增加超过正常颅内压的调节代偿范围，导致颅内压力持续超过 200 mmH$_2$O，从而引起一系列临床表现。

二、影响颅内压增高的因素

（一）年龄

婴幼儿颅缝未闭合或闭合未全，可以使颅缝张开，延缓颅内压的增高；老年人由于脑萎缩使颅内代偿空间增多，颅内压增高出现晚。

（二）病变扩张的速度

急性的颅腔内容物增加会立即出现颅内压增高的表现，如颅脑损伤、脑血管意外和快速生长的恶性颅内肿瘤等；如果病变缓慢增长，如生长缓慢的良性颅内肿瘤，可以长期不出现颅内压增高的症状。

（三）病变部位

特殊部位的病变早期可以出现严重的颅内压增高。如位于中线或颅后窝的占位病变容易阻塞脑脊液循环通路；位于大静脉窦附近的病变早期引起颅内静脉回流障碍，出现急性梗阻性脑积水。

（四）伴发脑水肿的程度

有些病变如恶性肿瘤和感染性病变等易伴发明显的脑水肿，早期出现颅内压增高。

三、颅内压增高的后果

持续的颅内压增高将引起一系列神经系统功能紊乱：

（一）脑血流量减少

颅内血管的灌注压由平均动脉压和颅内压决定。其公式为：
脑灌注压（CPP）＝平均动脉压（MAP）－颅内压（ICP）

正常脑灌注压为 70 ~ 90 mmHg。严重的颅内压升高会导致脑血流量的减少，当颅内压接近动脉舒张压时，将出现血压升高来代偿，维持脑血流量；当颅内压升高接近平均动脉压水平时，脑的血液供应接近停止，患者处于严重的脑缺血状态，甚至脑死亡。

（二）脑移位和脑疝

颅内压增高达到一定的高度可出现脑移位和脑疝。

（三）脑水肿

颅内压增高直接影响脑的能量代谢和血流量，使水分潴留在神经细胞内，称为细胞毒性脑水肿；脑损伤、脑肿瘤等病变，由于毛细血管通透性增加，导致水分潴留在神经细胞外间隙，称为血管源性脑水肿。

（四）库欣（Cushing）反应

颅内压急剧增高时，患者将出现一系列生命体征的改变，表现为血压升高、脉压增大、脉搏减缓和呼吸节律紊乱等，这种变化称为库欣反应，主要见于急性颅内压增高的病例。

（五）应激性溃疡

与下丘脑自主神经中枢功能紊乱和消化道黏膜血管收缩缺血有关。

（六）神经源性肺水肿

颅内压增高可导致神经源性肺水肿。

四、颅内压增高的病因和发病机制

（一）脑脊液增多

脑脊液由两侧侧脑室脉络膜丛产生，由侧室经室间孔到达第Ⅲ脑室，再经中脑导水管到达第Ⅳ脑室，由第Ⅳ脑室的侧孔和中间孔排出到小脑延髓池、基底池及枕大池，而进入脑和脊髓的蛛网膜下隙，最后经上矢状窦的蛛网膜颗粒（及脊髓蛛网膜绒毛）

而汇入静脉系统。

成人的脑脊液总量为 100 ~ 200 mL，每 24 小时中脑脊液全部更换 5 ~ 7 次，共产生脑脊液约 1 500 mL／d，并处于动态平衡中。

脑脊液增多的原因有：

1. 脑脊液分泌过多

如单纯的分泌过多、脑膜炎、脉络膜丛病变等。

2. 脑脊液循环阻塞

如蛛网膜粘连、脑脊液通路受阻等。

3. 脑脊液吸收障碍

如蛛网膜下隙出血后蛛网膜颗粒阻塞等。

（二）颅内血容积增加

主要指静脉压的增高而影响了脑脊液的排出，从而发生高颅压。

颅内静脉压的增高多见于静脉窦和颈内静脉的阻塞，如海绵窦血栓形成、上矢状窦血栓形成、乙状窦血栓形成，等等。

（三）颅内占位病变

正常情况下脑体积与颅腔容积之间的差别约为 10%，因此颅腔内只要存在大于 10% 的占位病变，即将引起颅内压升高。

常见的病变有：脑肿瘤、脑血肿、脑脓肿、脑粘连囊肿、脑内肉芽肿、脑内寄生虫，等等，上述占位性病变除本身体积可逐渐增大外，它所压迫的周围脑组织所产生的水肿更加重了颅内压的增高。

（四）脑水肿

动、静脉血压升高都可使颅内血管系统中血液容积增加而引起颅内压增高。如突然发生的动脉压升高或降低，可引起颅内压的相应变化，但逐渐升高的动脉压不影响颅内压，故特发性高血压病若无高血压脑病发生，则颅压仍保持正常。颅内静脉阻塞，静脉压升高引起颅内压增高的机制主要是静脉淤血和大脑半球水肿。颅内血液容积增加引起颅内压增高的同时也导致脑实质液体增加，脑水肿形成。从脑水肿的发病机制和药理可分为以血管源性为主的细胞外水肿和以细胞毒性为主的细胞内水肿。引起脑水肿的原因很多，几乎导致颅内压增高的各种原因都能引起脑水肿，如炎症、外伤、中毒、代谢性疾病、缺氧及占位性病变等。但脑组织受损害后水肿发生的时间和程度因损害的原因而异。

五、颅内压增高的临床分类

根据颅内压增高的速度，可把颅内压增高分为急性、亚急性和慢性三类。

（一）急性颅内压增高

急性颅内压增高见于急性颅脑损伤中的颅内血肿、高血压脑出血等，病情发展很快。

（二）亚急性颅内压增高

该病见于颅内恶性肿瘤、颅内炎症等，病情发展比较快。

（三）慢性颅内压增高

该病见于生长缓慢的良性肿瘤等，病情发展较慢。

六、颅内压增高的分期

根据临床的观察可将颅内压增高分为四期：

（一）代偿期

颅内已有占位性病变，临床无颅内压增高症状。

（二）早期

临床表现有头痛、呕吐、视盘水肿等颅内压增高表现，但没有意识及生命体征的改变。

（三）高峰期

患者有剧烈头痛、呕吐，并可能出现血压升高、脉搏减缓。

这期的晚期可能出现脑疝症状。

（四）衰竭期

患者深昏迷，瞳孔散大，对光反应不良，血压下降，脉搏增快，呼吸不整，在本期晚期，出现呼吸停止。

七、护理评估

（一）临床表现

1. 头痛

头痛是颅内高压的最常见症状，由脑膜、血管或神经受牵扯或挤压所致。开始时为间歇性，以早晨清醒时及晚间头痛较重。部位多数在额部、枕后及两颞，颅后窝占位性病变常位于枕颈部并放射至眼眶。病程较短，头痛呈进行性加重。咳嗽、用力、打喷嚏、平卧、俯身、低头等活动时均可加剧。急性颅内压增高，头痛常剧烈难忍，患者躁动不安，易进入昏迷状态。

2. 呕吐

由延脑中枢、前庭及迷走神经核团或其神经根受到刺激所引起。常出现于剧烈头痛时，多伴有恶心，表现为与饮食无关的喷射性呕吐。

3. 视盘水肿

视盘水肿是颅内压增高最客观的重要体征，颅内压增高早期，一般未出现视盘水肿，没有视觉障碍，视野检查可见生理盲点扩大，持续数周或数月以上视盘水肿可导致视神经萎缩，视盘逐渐变得苍白，视力逐渐减退，视野向心性缩小，最后导致失明。

以上3个表现是颅内压增高的典型征象，称为颅内高压的"三征"。但三征并不是缺一不可的，急性患者有时只在晚期才出现，也有的症状始终不出现。除了上述三征外，颅内压增高还可引起一侧或双侧展神经麻痹、复视、视力减退、情感淡漠、脉搏缓慢、血压升高、大小便失禁、烦躁不安、癫痫发作等现象。严重颅内压增高时，常伴有呼吸不规则、瞳孔改变、昏迷。

（二）实验室及其他检查

1. 头颅 X 线片

X 线片可见脑回压迹加深，蛛网膜粒压迹增大加深，蝶鞍鞍背脱钙吸收或局限性颅骨破坏吸收变薄，幼童可见颅缝分离。

2. CT 及 MRI 检查

CT 及 MRI 可见脑沟变浅，脑室、脑池缩小或脑结构变形、移位等影像，通常能显示病变的位置、大小和形态。

（三）颅内压增高的程度判断

下列指标示颅内压增高已达严重程度：

（1）头痛发作频繁而剧烈并伴有反复呕吐。

（2）视盘水肿进行性加重或有出血。

（3）意识障碍出现并呈进行性加重。

（4）血压升高、脉搏减慢、呼吸不规则。

（5）出现脑疝前驱症状如瞳孔不等、一侧肢体轻偏瘫、颈项强直等。

（6）脑电图呈广泛慢波。

（7）颅内压监测示脑压进行性上升。

（四）诊断

诊断中要考虑起病的急缓、进展的快慢、可能的原因，结合当时的全身及神经系统检查，参考化验资料和必要的影像学检查，做出诊断及鉴别诊断，但须注意如下几点：

（1）有无颅内压增高危象，即有无脑疝或脑疝前的征象，如剧烈头痛、反复呕吐、意识障碍、瞳孔改变及生命体征改变等。有以上表现者应先输入甘露醇等降压药物，在保证呼吸道通畅及生命体征平稳的情况下，进行影像学及其他必要的检查。有颅内高压危象的患者做 CT 检查时应由临床医生陪同。

（2）有颅内压增高，但无颅内压增高危象，有定位性体征者，应优先做影像学检查，首选 CT 检查。禁忌腰穿，待肯定或排除占位性病变后，再做相应处理。

（3）有颅内压增高症状，无定位体征而有脑膜刺激征者，可做腰穿检查。有发热及流行病学根据时，可能为脑膜炎、脑炎等；无炎症线索应考虑蛛网膜下隙出血。

（4）病史、体征提示全身性疾病者，应做相应的生化学检查，注意肝、肾功能，尿糖、血糖定量及电解质平衡。

（5）原因不明应考虑药物或食物中毒。

（6）下列情况禁忌做腰椎穿刺检查：①脑疝。②视盘水肿。③肩颈部疼痛、颈僵、强迫头位疑有慢性扁桃体疝。④腰穿处局部皮肤有感染。⑤有脑脊液耳、鼻漏而无颅内感染征象者。但如需排除或治疗颅内感染时，可在专科医生指导下进行。

八、治疗

（一）治疗原则

颅内压增高是一种继发的临床综合征，其发病原因很多，原发病变及其合并的病理生理也很复杂。治疗最基本的原则是治疗患者，而不仅仅是治疗颅内压增高本身。在判断复杂的病因和高颅压对病情的影响前，必先处理可能存在的危及生命的紧急情况。然后根据病因和病情选择降低颅内压的方式。治疗的最终目的是去除病因，恢复脑组织的功能。

（二）一般处理

留院观察神志、瞳孔、血压及生命体征变化，必要时做颅内压监护；保持呼吸道通畅，必要时做气管切开；限制液体摄入量，成人日需量 1500 mL 左右，注意水、电解质、酸碱平衡；防止各种因素致胸、腹腔压力增高而加重颅高压。头部抬高 15°～30°可使颅内压有所降低。

（三）病因治疗

除去病因是救治成功的关键。脑水肿最常见的病因为颅内占位性病变，如颅内肿瘤、脓肿、血肿等。应给予有效足量的抗生素。

（四）降低颅内压疗法

1. 缩减脑体积

根据病情可选用以下药物：

1）20%甘露醇

该药分子量大，静脉注射后血浆渗透压增高，从而使脑组织内液体渗入血内，降低了脑的容量而使颅内压下降。剂量按每次 1～2 g/kg，快速静脉滴注，半小时内滴完，每 4～6 小时 1 次。

2）高渗性葡萄糖溶液

该药是应用最久的脱水降颅压制剂。一般剂量为 50% 溶液 60～100 mL 静脉注射，于 3～5 分钟注完，每日 3～4 次。一般用药后数分钟颅内压开始下降，但在用药后 40～60 分钟颅内压恢复到注射前的高度。其后少数患者出现压力反跳（超过用药前压力的 10%）。其机制为葡萄糖容易进入脑细胞内，待细胞外液的葡萄糖含量因代谢或经肾脏排出而减少后，血液的渗透压低于脑细胞内，水分又进入细胞内，使脑容积增加和颅内压增高。近年来，不少学者发现脑缺血后，高血糖动物的脑功能恢复较低血糖者差。其原因为在脑缺氧的情况下，若用葡萄糖治疗，由于增加了糖的无氧代谢，将导致乳酸增多，脑组织受损更严重。因此认为对中风及其他缺血、缺氧性脑病，急性期出现的颅内压增高不适应用高渗性葡萄糖。由于葡萄糖应用后出现压力反跳，对重症颅内压增高者有使病情恶化的危险，故近年来主张不单独用高渗性葡萄糖脱水治疗。有糖尿病者禁用葡萄糖。

3）30%尿素

它是一种强力的高渗脱水药，常用量为每次 0.5～1.5 g/kg，静脉滴注，以每分钟60～120滴为宜，1～2次/天。尿素有明显反跳现象，且肾功能不良者禁用，故目前已极少为临床医生所采用。

4）10%甘油

它是较理想的高渗脱水剂，不良反应少，当达到同样抗水肿效果时，用甘油所排出的尿量较用甘露醇少35%～40%，因此不会引起大量水分和电解质的丧失，且很少发生反跳现象。其脱水作用在甘露醇与葡萄糖之间，常用10%甘油盐水口服（加维生素C更好），1～2 g/（kg·d），分3次，静脉滴注应将10%甘油溶于10%葡萄糖500 mL中，按1.0～1.2 mL/kg计算，缓慢滴入，3～6小时滴完，1～2次/天，浓度过高或滴速过快可引起溶血及血红蛋白尿。

5）强力脱水剂

有人主张混合用药，使脱水作用加强。

（1）30%尿素+10%甘露醇混合剂，用药后15分钟颅内压下降，降颅压率可为70%～95%，维持6～7小时，无反跳作用。

（2）尿素—甘露醇—利尿合剂：其含量为尿素0.5～1 g/kg，甘露醇1～2 g/kg，罂粟碱10～20 mg，氨茶碱0.5 g，咖啡因0.5 g，维生素C 1 g，普鲁卡因500 mg，配成20%～30%的溶液，静脉滴注，可获较强的脱水利尿作用。

应用大剂量高渗脱水剂时的注意事项：①大剂量、快速、反复应用高渗性脱水剂后，由于循环血量骤增，对心功能不全患者有可能诱发急性循环衰竭。②长期反复应用高渗脱水剂后，可能出现过度脱水，血容量过低，故应严格记录出入量，并合理补充液体。在脑水肿未解除前，水出入量应为负平衡，脑水肿已控制时，水出入量应维持平衡状态。③注意电解质平衡，尤其要防止低血钾症。

6）利尿剂

应用利尿剂治疗颅内压增高的机制是通过增加肾小球的滤过率和减少肾小管的再吸收，使排出尿量增加而造成整个机体的脱水，从而间接地使脑组织脱水，降低颅内压。但其脱水功效不及高渗脱水剂。使用利尿剂降颅内压的先决条件是肾功能良好和血压不低，对全身水肿伴颅内压增高者较适宜。

（1）依他尼酸：主要是抑制肾小管对钠离子的重吸收，而产生利尿作用。一般用药量为 25～50 mg/次，加入 5%～10% 葡萄糖液 20 mL 内，静脉缓注，2 次/天，一般在注射后 15 分钟见效，维持 6～8 小时，口服 25～50 mg/d，可维持 10 小时，治疗过程中应密切注意钾、钠、氯离子的变化。

（2）呋塞米：作用机制同依他尼酸。成人一般用 20～40 mg，肌内注射或静脉注射，每日 2～4 次。有人用大剂量一次疗法，以 250 mg 呋塞米加于 500 mL 林格液中静脉滴入，1 小时内滴完，其利尿作用可持续 24 小时，降颅压作用显著。治疗中亦应注意血电解质的紊乱，并及时纠正之。

7）地塞米松

该药能降低毛细血管渗透性而减少脑脊液形成，有效地降低颅内压，每次 10～20 mg，每日 1～2 次静脉滴注，是降低颅内压的首选药物。

2. 减少脑脊液量

1）脑室引流术

脑室引流术是救治脑疝的最重要方法之一，尤其是在持续脑室压力监护下联合应用，效果更明显。本法适用于：

（1）脑室系统或颅后窝占位性病变。

（2）脑室出血和脑出血破入脑室。

（3）自发性蛛网膜下隙出血伴有严重颅内压增高。

（4）化脓性、结核性或隐球菌性脑膜炎所致的严重颅内压增高。

常用的方法有：

（1）常规脑室穿刺引流术。

（2）眶上穿刺术。

（3）颅骨钻孔引流术。

（4）囟门穿刺术。

2）碳酸酐酶抑制剂

常用乙酰唑胺 250 mg/次，每日 3 次，口服。地高辛 0.25 ~ 0.5 mg/次，每 8 小时 1 次，口服。

3. 减少脑血流量

1）控制性过度换气

用人工呼吸器增加通气量。动脉血二氧化碳分压（$PaCO_2$）应维持在 3.33 ~ 4.67 kPa。本法适用于外伤性颅内压增高。

2）巴比妥类药物

常用戊巴比妥和硫喷妥钠，首次用量 3 ~ 5 mg/kg，最大用量可达 20 mg/kg，维持用量每 1 ~ 2 小时 1 ~ 2 mg/kg，收缩压维持在 60 ~ 90 mmHg，颅内压 < 204 mmH_2O，若颅内压持续正常 36 小时，压力/容积反应正常，即可缓慢停药。

4. 手术治疗

目的在于去除病灶，减少脑体积和扩大颅内容积，从而降低颅内压。适用于颅内占位性病变和急性弥散性脑水肿内科治疗不佳者。常用手术方法：

1）脑室外引流术

对有脑积水的病例，可行脑室穿刺外引流，快速降低颅内压，以缓解病情。一般成人经前额，婴幼儿经前囟穿刺脑室额角，经引流管，将脑脊液引流入封闭的引流瓶或引流袋中。

2）脑脊液分流术

对病情稳定者，可行脑脊液分流术，主要有脑室腹腔分流术、脑室脑池分流术、脑室心房分流术。

3）减压术

（1）外减压术：指去除颅骨瓣，为颅腔内容物提供一个更大的空间，以缓解颅内压。去骨瓣同时需敞开硬脑膜，或以人工硬膜、肌膜、骨膜等减张缝合硬脑膜。

（2）内减压术：在严重颅脑外伤时，因广泛脑水肿，外减压难以达到目的，可切除部分脑组织，如一侧的额极、颞极或已损伤的脑组织，称为内减压。因有损脑组织，只能作为一种最后的手段，需慎重选择。

九、护理

（一）一般护理措施

1. 体位

抬高床头 $15° \sim 30°$，以利于颅内静脉回流，减轻脑水肿。

2. 给氧

持续或间断吸氧，改善脑缺氧，使脑血管收缩，降低脑血流量。

3. 饮食与补液

控制液体摄入量，不能进食者，成人每日补液量不超过 2 000 mL，保持每日尿量不少于 600 mL。神志清醒者，可予普通饮食，但需适当限盐，注意防止水、电解质紊乱。

4. 生活护理

满足患者日常生活需要，适当保护患者，避免外伤。

（二）病情观察与护理

1. 加强对颅内压增高症状的观察

颅内压明显增高时，患者可出现剧烈头痛、喷射状呕吐、烦躁不安和意识状态的改变，通过观察患者对地点、时间、人物的辨认及定向能力，按时间的先后加以对比，对患者意识有无障碍及其程度作出判断。意识障碍程度加重，是颅内压增高、病情加重的主要症状之一。频繁剧烈的呕吐标志颅内压急剧增高，是脑疝发生的先兆。

2. 生命体征的动态观察

按时测量并记录血压、脉搏、呼吸和体温。如出现血压升高、脉搏慢而有力、呼吸不规则等，也是颅内压增高和即将发生脑疝的先兆征象，应予重视。重症患者应每半小时测量血压、脉搏、呼吸 1 次，体温每 2~4 小时测量 1 次。

3. 加强对瞳孔的观察

对比双侧瞳孔是否等大、等圆及对光反射的灵敏度并做记录，瞳孔的改变是小脑幕切迹疝的重要标志之一。当发生小脑幕切迹疝时，疝入的脑组织压迫脑干及动眼神经，动眼神经支配同侧瞳孔括约肌，故该侧瞳孔暂时缩小，对光反应迟钝，继之动眼神经麻痹引起病变侧瞳孔散大，对光反应消失。

4. 面部和肢体运动功能的观察

观察患者面部及肢体活动情况，对清醒患者可让其露齿、鼓腮、皱额、闭眼，检测四肢肌力和肌张力，据此判断有无面肌和肢体瘫痪。

5. 癫痫大发作预兆的观察

一过性意识不清或局部肢体抽搐是癫痫大发作的预兆。癫痫大发作可引起呼吸骤停，加重脑缺氧和脑水肿，也易引起脑疝。对有癫痫发作的患者应注意观察开始抽搐的部位、眼球和头部转动的方向及发作后有无一侧肢体活动障碍等，并详细记录。

6. 颅内压监测

可较早发现颅内压增高，及时采取措施将颅内压控制在一定程度以内。若发现颅内压呈进行性升高表现，提示需手术治疗。经过多种治疗，颅内压仍持续在 530 mmH_2O 或更高，提示预后极差。

第二节　脑　疝

脑疝是颅内压增高引起的一种危及生命的综合征。当颅腔内有占位性病变时，使各分腔间产生压力梯度，脑组织从高压区经过解剖上的裂隙或孔道向低压区移位，压迫附近脑干，出现意识障碍、生命体征变化、瞳孔改变和肢体运动与感觉障碍等一系列症状，称为脑疝。

一、解剖概要

颅腔被大脑镰、小脑幕分隔为 3 个彼此相通的分腔。小脑幕以上为幕上腔，幕上腔又分左右 2 个分腔，容纳大脑左右半球；小脑幕以下为幕下腔，容纳小脑、脑桥和延髓。中脑在小脑幕切迹裂孔中通过，紧邻海马回和钩回。动眼神经自中脑腹侧的大脑脚内侧发出，也通过小脑幕切迹，在海绵窦的外侧壁上前行至眶上裂。

颅腔的出口为枕骨大孔，延髓经此孔与脊髓相连，小脑扁桃体在枕骨大孔之上，位于延髓下端的背侧。

二、病因及分类

常见病因有：①外伤所致各种颅内血肿，如硬膜外血肿、硬膜下血肿及脑内血肿。②颅内脓肿。③颅内肿瘤尤其是颅后窝、中线部位及大脑半球的肿瘤。④颅内寄生虫病及各种肉芽肿性病变。⑤医源性因素。对于颅内压增高患者，进行不适当的操作如腰椎穿刺，放出脑脊液过多过快，使各分腔间的压力差增大，则可促使脑疝形成。

根据移位的脑组织及其通过的硬脑膜间隙和孔道，可将脑疝分为以下常见的三类：①小脑幕切迹疝又称颞叶钩回疝。为颞叶的海马回、钩回通过小脑幕切迹被推移至幕下。②枕骨大孔疝又称小脑扁桃体疝，为小脑扁桃体及延髓经枕骨大孔推挤向椎管内。③大脑镰下疝又称扣带回疝，一侧半球的扣带回经镰下孔被挤入对侧分腔。

三、护理评估

（一）临床表现

1. 小脑幕切迹疝

该病是因一侧幕上压力增高，使位于该侧小脑幕切迹缘的颞叶的海马回、钩回疝入小脑幕裂孔下方，故又称颞叶钩回疝。

（1）颅内压增高：临床表现有剧烈头痛，进行性加重，伴躁动不安，频繁呕吐。

（2）进行性意识障碍：由于阻断了脑干内网状结构上行激活系统的通路，随脑疝的进展患者出现嗜睡、浅昏迷、深昏迷。

（3）瞳孔改变：脑疝初期由于患侧动眼神经受刺激导致患侧瞳孔缩小，随病情进展，患侧动眼神经麻痹，患侧瞳孔逐渐散大，直接和间接对光反应消失，并伴上睑下垂及眼球外斜。晚期，对侧动眼神经因脑干移位也受到推挤时，则相继出现类似变化。

（4）运动障碍：钩回直接压迫大脑脚，锥体束受累后，病变对侧肢体肌力减弱或麻痹，病理征阳性。

（5）生命体征变化：若脑疝不能及时解除，病情进一步发展，则患者出现深昏迷，双侧瞳孔散大固定，去大脑强直，血压骤降，脉搏快弱，呼吸浅而不规则，呼吸心跳相继停止而死亡。

2. 枕骨大孔疝

（1）枕下疼痛、项强或强迫头位：疝出组织压迫颈上部神经根，或因枕骨大孔区脑膜或血管壁的敏感神经末梢受牵拉，可引起枕下疼痛。为避免延髓受压加重，机体发生保护性或反射性颈肌痉挛，患者头部维持在适当位置。

（2）颅内压增高：表现为头痛剧烈，呕吐频繁，慢性脑疝患者多有视盘水肿。

（3）后组脑神经受累：由于脑干下移，后组脑神经受牵拉，或因脑干受压，出现眩晕、听力减退等症状。

（4）生命体征改变：慢性疝出者生命体征变化不明显；急性疝出者生命体征改变显著，迅速发生呼吸和循环障碍，先呼吸减慢，脉搏细速，血压下降，很快出现潮式呼吸和呼吸停止，如不采取措施，不久心跳也停止。

与小脑幕切迹疝相比，枕骨大孔疝的特点是：生命体征变化出现较早，瞳孔改变和意识障碍出现较晚。

由于脑疝发生后病情危重，迅速确定病因对有效治疗极为重要。CT 是目前临床定位及定性的最好的方法。MRI 因检查时间长，而非首选；脑超声波定位简单而迅速，但无 CT 精确；脑室造影、脑血管造影，均为有创伤性检查，所示病变为间接征象，因有一定危险性，临床目前已少用。其他如脑电图、X 线片等检查因定位不确切，而不能作为确诊性检查。

四、治疗

（一）小脑幕裂孔疝的处理

脑疝是颅内压增高引起的严重情况，须紧急处理。先给予强力降颅内压药物，以暂时缓解病情，然后行必要的诊断性检查，明确病变的性质和部位，根据具体情况手术处理，去除病因。对暂时不能明确病因者，则可选择下列姑息性手术来缓解增高的颅内压。

1. 尽快手术

诊断明确后立即开颅手术，去除病因，以达到缓解颅内高压目的。

2. 内外同时减压

诊断不明确者应紧急做颞肌下减压术，去除骨瓣，敞开硬脑膜，必要时切除部分颞极部脑组织，内外同时减压。情况允许应将小脑幕裂孔边缘切开，促使脑疝复位。

3. 术后应采取如下措施

1）防治脑水肿

可选用脱水剂、利尿剂、激素。

2）预防并发症

（1）预防和治疗感染：应用广谱抗生素或敏感抗生素。危重患者抵抗力低下，昏迷患者易并发坠积性肺炎，首选青霉素加庆大霉素（两者有协同作用，但加入同一液体内则效价降低），价廉，效果确切。其次，先锋霉素 V 加阿米卡星。若出现耐药或不敏感可选用头孢哌酮、头孢曲松或头孢他啶。

（2）防治消化道出血：常用西咪替丁或雷尼替丁静脉滴注，预防出血。剂量：西咪替丁每日 $0.6 \sim 0.8$ g，雷尼替丁每日 $0.3 \sim 0.6$ g，分次应用效果更好。一旦出现消化道出血征象，则可应用制酸剂，奥美拉唑 1 片，每日 1 次，口服或鼻饲。局部止血药：云南白药 2 g，6 小时 1 次，鼻饲。10% 孟氏液 20 mL + 冰盐水 80 mL，经鼻胃管注入上消化道，6 小时 1 次；凝血酶 2 000 IU，$2 \sim 6$ 小时 1 次，鼻饲。肌内注射药物巴曲酶，1 IU 肌内注射，每日 1 次或每 8 小时 1 次，出血量大时，可临时静脉滴注；静脉滴注氨甲苯酸、酚磺乙胺。出血量大时应及时补充全血或成分输血（血小板、压积红细胞）。

（3）健脑促醒：常用胞二磷胆碱，静脉滴注，每日 $1.0 \sim 2.0$ g，椎管注入 0.25 g，隔日 1 次。脑活素每日 $10 \sim 20$ mL。氯酯醌片每次 0.1~0.2 g，每日 3 次；儿童每日 0.1 g，每日 3 次。细胞色素 C 肌内注射每日 15 mg，病重者每次 30 mg，每日 2 次，静脉注射每次 15~30 mg，每日 1~2 次。ATP 肌内注射每次 20 mg，每日 1~2 次，静脉注射 20 mg 溶于 5% 葡萄糖溶液 10~20 mL 中缓慢注射。辅酶 A 肌内注射，静脉滴注每次 50 IU，每日 1 次或隔日 1 次。

（4）防治水电解质紊乱，支持疗法：通过血气分析、电解质等检查手段指导用药。

（5）高压氧治疗：有条件患者如情况允许，可尽早应用高压氧治疗，每日 1 次，每次 45~90 分钟，10 天 1 个疗程。若有效，1 周后第 2 个疗程开始，据病情决定疗程。急性期过后，颅压不高，可椎管高压注氧每次 40~80 mL，每周 2 次，2 次 1 个疗程。

（二）枕骨大孔疝的处理

1. 积极治疗原发病，预防延髓危象发生

慢性型患者入院后各项检查均应迅速完成，同时尽量避免各种能引起颅内压骤然升高的因素，如便秘、用力咳嗽、腰穿放液等，应尽早解除病因。如颅后凹占位性病变，应尽早手术切除，避免延髓危象发生。

2. 积极抢救，缓解脑疝

急性型患者或慢性型患者突然呼吸停止，应紧急做脑室穿刺外引流术，缓慢放出脑脊液，使颅内压逐渐下降，同时做气管插管或气管切开，人工或呼吸机控制呼吸，静脉推注高渗脱水剂；若呼吸恢复，诊断明确者应立即开颅手术，去除病因。病因不明者，应首先 CT 检查明确诊断，继而手术。无法确诊者可行后颅凹探查，先咬开枕大孔敞开硬脑膜，解除脑疝压迫，再探查病变部位，去除病因。若脑室穿刺外引流无效，可试用头低 15°~30°侧卧位，腰穿，快速注入生理盐水 20~40 mL。

3. 综合治疗，预防并发症，减少后遗症

枕大孔疝患者一旦呼吸停止，抢救多难奏效。抢救期间，除应用强力脱水剂、大剂量糖皮质激素、促醒药物外，还应及时补充电解质，防止电解质紊乱；应用有效广谱抗生素，预防肺部坠积性肺炎的发生；应用制酸剂和止血剂，预防和治疗应激性溃疡所致消化道出血。病情一旦稳定或清醒，即应着手康复治疗，减少后遗症状，如健脑药物的应用、高压氧治疗、中药等。上述治疗方法详见"小脑幕裂孔疝的处理"。

五、护理

（1）遵医嘱立即快速静脉滴注 20% 甘露醇 250 mL，严重者可同时静脉或肌内注射呋塞米。

（2）迅速准备脑室穿刺物品，协助医生行脑室穿刺以降低颅内压。

（3）留置尿管，观察记录每小时尿量，了解脱水情况。

（4）密切观察意识、瞳孔、生命体征及肢体活动情况。做好紧急开颅准备。

第七章　帕金森病

帕金森病（PD）又名震颤麻痹，是锥体外系疾病中最常见的疾病。多在50岁以后起病，临床表现为缓起、渐进性发展的震颤、肌强直及运动减少三联征。男性多于女性，发病率随年龄增长而上升，占60岁以上人口的1%，属老年病范畴。我国患病率：农村及少数民族地区（35/10万）略低于城市（44/10万），比西欧及北美患病率［（70~80）/10万］相对较少。

一、病因和病理

病因不明。多认为与黑质早老变性即黑质的选择性老化变性有关。有推测与罕见病毒感染或常见病毒感染的异常反应有关；个体的遗传倾向及环境毒素、氧化应激、线粒体功能缺陷及兴奋毒性等是否相关，尚待分子水平的深入探讨证实。

病理损害为黑质致密部含黑色素多巴胺能神经元细胞的严重脱失、变性及坏死，胞质中出现玻璃样同心包涵体即 Lewy 体，后期本病可致脑室扩大。黑质—纹状体内多巴胺含量的减少，导致乙酰胆碱相对优势，产生锥体外系功能失调的临床症状。

二、护理评估

（一）临床表现

本病老年人多见，约75%的患者发病于50~60岁。男性较女性稍多。起病多很缓慢，逐渐加重。主要症状包括震颤、强直及运动障碍。症状中孰先孰后出现，因人而异。据文献统计首先出现强直为多。

1. 震颤

震颤是由于协调肌与拮抗肌有节律地交替性收缩的结果。通常开始于某一侧上肢远端，频率4~6 Hz，以拇指、示指及中指为主，尤以拇指最为明显，主要为指掌关节，表现为"搓丸样"或"数钱样"动作。以后震颤可逐渐扩展到同侧下肢及对侧上肢、下肢。少数患者的震颤也可开始于某侧下肢。下肢的震颤以踝关节最明显，表现为屈曲及伸直样动作。上、下肢皆有震颤时，上肢震颤的幅度比下肢大。下颌、口唇、舌头及头部一般最后受累，偶以这些部位的震颤先开始。极少双侧肢体同时开始震颤。震颤在休息时明显，做随意运动时可减轻或暂时停止，故称静止性震颤，情绪激动或精神紧张时加重，睡眠时消失。疾病早期震颤较轻，不持续，可由意识控制，随着疾病的发展则逐渐加重，不易控制，强烈的意志努力可暂时抑制震颤，但持续时间很短，过后有加剧之趋势。

2. 强直

因肌张力增高而出现一侧或两侧肢体僵硬，不灵活，因伸肌和屈肌张力均增高而在关节被动运动时有均匀阻力，肌张力呈"铅管样"增高，如并发震颤时则表现为"齿轮样"强直。躯干肌、颈肌和面肌均可受累而呈现特殊姿态，如"面具脸"和"慌张步态"。

3. 运动减少

本病初期，因臂肌及手指肌的强直，使患者上肢不能做精细动作，表现为书写困难，所写的字弯弯曲曲，越写越小，称为"小写症"。语声单调、低沉，常伴流涎。本病系苍白球—丘脑腹外侧核—附加运动皮质间的联系障碍，破坏了随意动作的程度和协调作用。

4. 体位不稳

随意运动减少，起始运动困难及动作缓慢，行走时步态障碍甚为突出，步态逐渐变小变慢，起步困难，一旦迈步后，即以极小的步伐向前冲击，越走越快，不能即时停步或转弯，称为"慌张步态"。

5. 其他

因迷走神经背核受累，常表现自主神经症状，如顽固性便秘、吞咽困难及大量出汗等。部分可出现精神症状，如忧郁和痴呆等。

（二）实验室及其他检查

1. 脑脊液

可测到多巴胺代谢物高香草酸含量减少及 5 - 羟色胺代谢物 5 - 羟吲哚醋酸含量减少。

2. 尿液

高香草酸含量减少。

3. 头部 CT 及 MRI

头部 CT 及 MRI 多正常，有智能障碍及后期患者可有脑室扩大或脑萎缩改变。

（三）诊断

（1）至少要具备 4 个典型症状和体征（静止性震颤、少动、僵直和位置性反射障碍）中的 2 个。

（2）是否存在不支持诊断原发性帕金森病的不典型症状和体征，例如锥体束征、失用性步态障碍、小脑症状、意向性震颤、凝视麻痹、严重的自主神经功能障碍、明显的痴呆伴有轻度锥体外系症状。

（3）脑脊液中高香草酸减少，对确诊早期帕金森病和对特发性震颤、药源性帕金森综合征与帕金森病的鉴别是有帮助的。一般而言特发性震颤有时与早期原发性帕金森病很难鉴别，特发性震颤表现为手和头部位置性和动作性震颤，而无少动和肌张力增高。

（四）鉴别诊断

1. 药源性帕金森综合征

服药史，如吩噻嗪类、丁酰苯类、利血平、甲基多巴衍生物、脑益嗪、氟桂利嗪、甲氧氯普胺等均能产生多巴胺缺乏的症状。停服以上药物后症状显著改善等相鉴别。

2. 动脉硬化型帕金森综合征

该病见于脑干和基底节多发性腔隙性梗死，除震颤麻痹症状外，还可出现假性延髓性麻痹、腱反射亢进，并常有明显痴呆。

3. 中毒

一氧化碳、锰及汞等中毒引起。

4. 外伤

颅脑外伤的后遗症，以频繁脑震荡多见。

5. 感染

甲型脑炎患者多在病愈后数年内发生持久和严重的帕金森综合征。乙脑在痊愈期也可能出现。

三、治疗

药物治疗目标是减轻患者的症状和恢复功能，不追求消除所有的症状及体征，即所谓"细水长流，不求全效"的原则。药物治疗尽可能维持低剂量，增加剂量应缓慢。其次是保护或预防性治疗，即干预和防止神经细胞变性，延缓病程进展。第三是移植具有多巴胺分泌活性的细胞。药物治疗的原则是：从小剂量开始，缓慢增加剂量；以最小的剂量获得最好疗效；不宜多加品种，也不宜突然停药；对症用药，辨证加减。

（一）一般治疗

本病早期尽可能采用理疗（按摩、水疗等）和医疗体育（活动关节、步行、语言锻炼）等疗法维持日常生活和工作能力，推迟药物治疗。

（二）药物治疗

本病以药物治疗为主，可用抗胆碱能药物阻断乙酰胆碱（ACh）作用或增强多巴胺（DA）能递质功能药物，恢复纹状体多巴胺（DA）与乙酰胆碱（ACh）递质的平衡。但药物治疗只能改善症状，不能阻止病情发展，需要终生服药。

1. 抗胆碱能药

对震颤和强直有效，对运动迟缓疗效差，适于震颤突出且年龄较轻的患者。常用药物：①苯海索，1～2 mg 口服，3 次/日。②开马君，2.5 mg 口服，3 次/日，逐渐增至 20～30 mg/d。其他如苯托品、环戊丙醇、比哌立登等，作用均与苯海索相似。主要不良反应包括口干、视物模糊、便秘和排尿困难，严重者有幻觉、妄想。青光眼及前列腺肥大患者禁用；老年患者可影响记忆功能，应慎用。

2. 左旋多巴

125 mg，3 次/日，每 4～5 天增服 250 mg，平均有效日剂量 2～4 g，维持量尽可能个体化（希望不良反应最小，疗效最好）。

不良反应有：①胃肠道症状，恶心、呕吐、腹胀；②心、肝、肾功能损害；③精神症状，幻觉、妄想；④症状波动，剂末现象，症状随药物有效时间的缩短而规律性地波动；开—关现象（On–Off），波动的症状突发加重和缓解的交替；⑤运动障碍（异动症），超常量治疗者出现的舞蹈样或手足徐动样不自主动作，多见于唇、舌、面、颌部；⑥其他，有直立性低血压及尿潴留等。

注意事项：①本药禁与维生素 B_6 和维持 A 型单胺氧化酶抑制剂同时使用；②须定期复查血常规及心电图，肝、肾功能；③症状波动者可采取日剂量不变，增加服药次数；④运动障碍时，减少药物剂量或加泰必利 12.5～25 mg，2 次/日，可改善症状。

3. 脑外多巴脱羟酶抑制剂

该药不易通过血脑屏障，却抑制左旋多巴在脑外的脱羧作用。因此与左旋多巴合用可阻止血中多巴转变成多巴胺，使血中有更多的多巴进入脑中脱羟变成多巴胺，从而减少左旋多巴的用量，加强其疗效并减少其外因不良反应。应用此类药时应加用维生素 B_6，使脑内左旋多巴的脱羧加快加强。苄丝肼和卡比多巴都是多巴胺脱羧酶抑制剂。目前多与左旋多巴制成复合剂，如美多巴，是左旋多巴与苄丝肼（4∶1）的混合剂。用法：美多巴125 mg 口服，每日 2 次，每隔 1 周左右增量每日 125 mg，常用量每日 375～1 000 mg，分 3～4 次服用。

4. 多巴胺受体激动剂

多巴胺受体激动剂指能在多巴胺神经元突触点直接激动受体产生和多巴胺作用相同的药物，根据多巴胺受体是否会激活腺苷酸环化酶，以催化 ATP 转为 cAMP 而分为 D_1 和 D_2 型受体。D_1 型能激活腺苷酸环化酶，使 ATP 转为 cAMP，D_2 型不能激活腺苷酸环化酶。治疗帕金森病用 D_2 受体激动剂，如溴化麦角隐亭每日 5～10 mg，可加强左旋多巴疗效，减少左旋多巴用量。目前趋向小剂量从 0.625 mg 开始，逐渐加量，不超过每日 40 mg。硫丙麦角林，半合成麦角碱制剂，动物实验作用比溴隐亭强 10 倍，作用时间长 4 倍，对严重病例单独应用或与左旋多巴合用，尤其对有开—关现象者有显效，第一周每日 0.4 mg，逐渐增量，平均用量每日 2.4 mg。本药合成易、价格低、较有前途。

5. 多巴胺释放促进剂

促进多巴胺合成和释放，延缓多巴胺的代谢破坏，如金刚烷胺，对本病的僵硬、震颤、运动徐缓均有缓解作用，近年发现还是兴奋性氨基酸受体拮抗剂，对神经元具有保护作用。剂量100 mg，每日 2～3 次，见效较快，1～10 天即显效，但 4～8 周疗效开始降低，在左旋多巴治疗初期合用为宜。不良反应为下肢网状青斑、眩晕、失眠等。

6. 单胺氧化酶抑制剂

已知单胺氧化酶有两种，即 A、B 两型。B 型主要在脑内。丙炔苯丙胺为 MAO－B 抑制剂，可选择性地抑制纹状体中的 MAO－B，从而抑制了纹状体内多巴胺的降解，并能抑制中枢神经元对多巴胺的再摄取，使脑内多巴胺含量增加。与左旋多巴合

用可加强其疗效，减少左旋多巴用量。每次口服 5 mg，每日 2
次即可。

7. 抗组胺药物

偶然能减轻症状，尤其是震颤。其作用机制可能是对抗组织
胺的作用并有抗胆碱性能。常用苯海拉明，12.5～25 mg，每日
3 次口服。

8. 金刚烷胺

金刚烷胺有促进多巴胺释放及刺激多巴胺受体的作用。常用
剂量为 100～150 mg 口服，每日 2～3 次。不良反应有恶心、失
眠、眩晕、幻觉等。剂量过大可引起抽搐。有癫痫史者禁用。

9. 其他药物

（1）胞二磷胆碱：凡是用 L－多巴无效或有严重不良反应而
不能继续使用者，可用胞二磷胆碱与抗胆碱药合用，以改善震
颤、肌肉强直和动作缓慢。文献报告 71 例帕金森综合征患者，
以苯海索为基础治疗药，加用胞二磷胆碱每日 500 mg 或生理盐
水进行双盲对照研究，治疗 28 天后，全部改善程度：胞二磷胆
碱组为 62%，对照组为 38%，统计学上有显著差异（$P <$
0.05）。

（2）维生素 B_6：大剂量维生素 B_6 可使震颤明显减轻。用
法：开始以 50～100 mg 肌内注射，单用或与抗胆碱药合用，以
后每日递增 50 mg，直至每日 300～400 mg，可连用 12～15 天，
一般在用药后 4～8 天好转，但需注意此药勿和左旋多巴合用，
以免起对抗作用。

（3）普萘洛尔：β 受体阻滞剂能用于震颤性麻痹患者，以
改善其震颤的症状，但是其作用的精确机制是不清楚的，当每日
口服普萘洛尔 60～240 mg 时，发现许多患者的震颤症状得到明
显改善，少数病例的症状能得到完全控制。有资料报道，年龄较
轻、震颤病程较短的病例，对 β 受体阻滞剂的反应是好的。

（4）清开灵注射液：取本品 40 mL 加入 5% 葡萄糖液 500 mL 中静脉点滴，每日 1 次。有人治疗 1 例，用药 1 周后症状完全消失，继续治疗 1 个疗程（2 周）巩固疗效。随访 6 个月未再发作。

10. 联合用药

2 种以上药物联用，可获得更满意的效果，而不良反应减少。通常将安坦或苯海拉明，左旋多巴和苯海索，左旋多巴和溴隐亭配合服用。

总之，帕金森病治疗用药经历三个阶段：第一代为抗胆碱能药物，第二代为多巴胺补充剂，第三代为多巴胺受体激动剂。

（三）外科治疗

采用立体定向手术破坏丘脑腹外侧核后部可以制止对侧肢体震颤；破坏其前部则可制止对侧强直。若双侧手术会引起情感淡漠和构音障碍。适应证为 60 岁以下患者，震颤、强直或运动障碍明显的一侧肢体为重，且药物治疗效果不佳或不良反应严重者。

采用同体含多巴胺能的肾上腺髓质移植至纹状体已获成功，但其疗效不甚显著，有待继续探索。此方法称为神经移植。

采用 γ - 刀治疗本病近期疗效较满意，远期疗效待观察。

四、护理

1. 一般护理

（1）轻者可下床活动，严重震颤和肌强直者应卧床休息。

（2）协助生活护理，如吃饭、大小便、翻身等，吞咽困难者给鼻饲。多食用蔬菜、水果，保持大便通畅，宜给低胆固醇食物。

（3）注意胃—食管反流，及时吸出口腔内的反流物，防止窒息和肺炎。大量流涎者，保持口腔清洁，以免并发口腔炎。

（4）对智能减退者应做好生活护理，避免摔伤和烫伤。对晚期卧床不起的患者，需按时翻身、按摩、做肢体被动运动，防止关节畸形，预防压疮和肺炎。

2. 病情观察与护理

（1）观察震颤与肌强直情况，所致运动障碍程度；观察自主神经系统出现的症状，有无胃—食管反流等；观察有无吞咽困难，注意精神症状。

（2）按医嘱给抗胆碱药、抗组胺药、金刚烷胺、左旋多巴等，并观察药物副作用。如抗胆碱药可引起口干、视物模糊、幻觉、便秘等；金刚烷胺的副作用有恶心、眩晕、足踝水肿、精神错乱等；左旋多巴可引起恶心、呕吐、血压下降、期外收缩等。协助检查周围血象，如行定向手术，执行开颅手术前后护理。

五、健康指导

震颤麻痹患者常因情绪变化而加重病情，因此应保持心情舒畅。服镇静剂不要过量，否则会加重症状。平时宜进食营养丰富的食品，避免辛辣、高脂肪、高胆固醇食物。适当参加体育锻炼和积极的思维、语言训练能减缓和控制疾病的发展。

第八章　神经—肌肉接头与肌肉疾病

第一节　重症肌无力

重症肌无力（MG）是一种神经肌肉接头传递障碍的获得性自身免疫性疾病。临床特征为部分或全身骨骼肌极易疲劳，通常在活动后症状加重，经休息和抗胆碱酯酶药物治疗后症状减轻。

一、病因和病理

重症肌无力是一种自身免疫性疾病，其病因尚不明确，可能与胸腺病毒、细菌感染有关。

临床及动物实验证实，MG 是由自身乙酰胆碱受体（AchR）致敏的自身免疫疾病，病变在突触后膜。主要是血清中抗 AchR 的抗体增加所致，63% ~ 90% 的 MG 患者血清中可以测到抗 AchR 抗体，血浆交换可以暂时改善肌无力症状。抗 AchR 抗体竞争性地抑制 AchR 结合部位，或加速 AchR 的降解，或通过补体介导的细胞毒作用而破坏 AchR，结果使有效的 AchR 数目减少，导致神经肌肉传导障碍。近年来研究表明细胞免疫也参与了发病，如 T 淋巴辅助细胞增加，白介素 –2 水平升高等。

几乎所有 MG 患者均伴有胸腺组织异常，约 70% 的患者有胸腺肥大，淋巴滤泡增生。B 细胞在增生的胸腺中产生抗 AchR 抗体；另一方面，胸腺、周围淋巴组织的浆细胞产生 AchR 的 IgG 抗体，进而诱导抗原抗体反应。

另外，MG 的发生与遗传因素有一定关系。

二、护理评估

（一）临床表现

各年龄组均可发生，发病多在 20～50 岁。本病也可见于新生婴儿、儿童或老年，男女均可受累。

起病缓慢，某些诱因（如感染、过度疲劳等）可引起发病或使症状加重。主要表现为骨骼肌异常的疲劳，往往朝轻夕重。大部分患者累及眼外肌，以提上睑肌最常受累及，随着病情发展可累及更多眼外肌，而诉述复视，最后眼球可完全固定，一般不累及眼内肌。此外，延髓支配肌、颈肌、肩胛带肌、躯干肌及肢体肌均可累及。发音时带鼻音，由于下颌、软腭、舌、咽肌无力，而影响咀嚼及吞咽，饮水反呛，下颌下垂，无力闭合。若肋间肌、膈肌等受累表现为咳嗽乏力，呼吸困难。症状波动、缓解、复发和恶化交替出现，构成本病所特有的临床相。

（二）临床分型

根据疾病侵犯部位及受累程度，临床上常采用 Osserman 分型法进行分型。

Ⅰ. 眼肌型（15%～20%）　病变限于眼外肌，表现上睑下垂、复视。对药物治疗的敏感性较差，但预后好。

ⅡA. 轻度全身型（30%）　从眼外肌开始逐渐波及四肢和延髓支配肌肉，呼吸肌常不受累，生活能自理，无危象。

ⅡB. 中度全身型（25%）　四肢肌群中度受累，常伴眼外肌受累，并有咀嚼、吞咽及构音困难。对药物治疗反应一般，生活自理有一定困难，无危象。

Ⅲ. 重度激进型（15%）　发病急，多于 6 个月内达高峰，常出现延髓支配肌肉瘫痪和肌无力危象，死亡率高。

Ⅳ. 迟发重症型（10%）　潜隐性起病，缓慢进展，多在起病半年至两年内由ⅡA、ⅡB 型发展而来，有延髓支配肌肉麻痹和呼吸肌麻痹。常并发胸腺瘤，预后差。

重症肌无力危象：指急骤发生的呼吸肌严重无力，以致不能维持换气功能。可分为3种危象：

1. 肌无力危象

为疾病发展所致。多见于暴发型或晚期全身型。静脉注射腾喜龙 2～10 mg，可见暂时好转。

2. 反拗性危象

主要见于全身型。在服用抗胆碱酯酶剂中，由于全身情况改变如上呼吸道感染、手术后、分娩后等而突然对药物不起疗效反应。腾喜龙试验无改变。

3. 胆碱能危象

为使用抗胆碱酯酶药物过量所致。常伴有药物不良反应，如瞳孔缩小、出汗、唾液增多等。腾喜龙试验症状加重。

（三）实验室及其他检查

（1）血、尿和脑脊液常规检查正常。胸部 X 线和 CT 平扫可发现胸腺瘤，常见于 40 岁以上患者。

（2）电生理检查可发现神经肌肉传递障碍，约 90% 的全身型 MG 患者 3 Hz 或 5 Hz 重复电刺激出现衰减反应，眼肌型阳性率低，正常不能排除诊断；单纤维肌电图显示颤抖增宽和（或）阻滞。

（3）85%～90% 全身型、50%～60% 单纯眼肌型 MG 患者 AChR–Ab 滴度增高。有时临床可见患者抗体滴度与临床症状不一致，如有些眼肌型或临床完全缓解患者的抗体滴度可以很高，而某些症状严重患者的抗体滴度可能很低。肌纤蛋白（如肌凝蛋白、肌球蛋白、肌动蛋白）抗体见于 85% 的胸腺瘤患者，可早期表现。

（四）诊断

根据病变主要累及肌肉，活动后加剧，休息后减轻，晨轻暮重的特点，一般不难做出诊断。对症状不典型者可做疲劳试验、抗胆碱酯酶药物试验、重复电刺激和 AchR – Ab 测定等试验帮助确诊。

（五）鉴别诊断

本病须与以下疾病相鉴别：

1. 动眼神经麻痹、Guillian – Barre 综合征、单纯延髓麻痹

以上疾患均各有其临床特点，在病程中均无缓解及症状的波动性。根据全面临床资料及实验室资料有助于鉴别。

2. 多发性肌炎、肢带型肌营养不良症

多发性肌炎有肌肉疼，痛及压痛，二者病情均无波动性。必要时进行血酶学检查、肌电图及肌活检以资鉴别。

3. 肌无力综合征（Eaton – Lambert 综合征）

该病可见于支气管肺癌或其他恶性肿瘤，症状类似于本病，但脑神经支配肌极少受累，以肢体近端受累为主，下肢症状重于上肢，患肢肌活动后肌力暂见好转。肌电图做神经重复频率（高频 10 Hz 以上）刺激时可见动作电位递增，对盐酸胍乙啶有反应，剂量为 10 mg/（kg·d），分 3 次口服，但药物不良反应较多。

三、治疗

应注意生活规律，避免过度劳累、紧张和精神刺激，注意气候、节气变化，预防感冒。同时采取必要的心理治疗。

（一）病因治疗

避免过度疲劳、妊娠和分娩，防止各种外伤、感染等诱因。忌用抑制神经肌肉传导功能药物，如奎尼丁类药物、新霉素、卡那霉素等抗生素，以及吗啡、氯丙嗪、苯妥英钠、巴比妥、普萘洛尔（心得安）、箭毒等。

（二）药物治疗

1. 胆碱酯酶抑制剂

此类药物可抑制胆碱酯酶活性力，使乙酰胆碱免于水解，但只能暂时改善神经肌肉间的传递，对突触后膜病变本身无治疗作用。临床上选择药物种类、剂量及用法应根据个体需要，可用阿托品对抗其不良反应。

（1）溴化新斯的明：一般剂量 15～45 mg 口服，按病情调节用药次数，通常在服药后 20～45 分钟显效，可维持 2～4 小时；吞咽困难者可用甲基硫酸新斯的明 0.5～1.0 mg 皮下或肌内注射，5～15 分钟后见效，维持 1 小时左右。

（2）溴化吡啶斯的明：60～180 mg 口服，可根据临床需要调整用药次数。尤适用于延髓肌及眼肌无力者，因其作用时间长，不良反应较轻。长效的替美新潘作用时间延长 2～2.5 倍，适于夜间维持药效。

（3）美斯的明（酶抑宁、阿伯农）：对肩胛带与骨盆带的肌无力疗效较好，适用于上述两药不能耐受者，特别是对溴离子过敏者。剂量：5～15 mg 口服，每日 3～4 次。

（4）氢溴酸加兰他敏：可逆行抗胆碱酯酶作用，作用较弱。每次 2.5～5.0 mg，首次先 1 mg 肌内注射，无反应后次日才正式用，每日 1 次，皮下或肌内注射。

（5）石杉碱甲：0.4 mg，每日上午肌内注射，至少用 10天。作用时间较长，毒性低，治疗效果肯定，为新型抗胆碱酯酶类药物。

2. 肾上腺皮质激素

既抑制细胞免疫又抑制体液免疫。常用的治疗药物为：

（1）泼尼松：75% 以上的患者有效，症状多于应用后 6～8周改善，近期发病和慢性病程者均有较好疗效。成人以 10～20 mg/d 顿服开始，每 1～2 周增加 10 mg，至 40～50 mg/d 后改

为隔日方案，继续加大剂量至病情改善（最大可予 100～
120 mg/隔日），在有效后持续 8～12 周逐步减药。起初可每月减
20 mg，至 60 mg/隔天后改为每月减 10 mg，至 20 mg/隔天后改
为每 3 月减 5 mg，至 10 mg/隔天后维持应用，过早过快减少剂
量常引起病情波动。若在减量过程中病情加重可恢复先前用量。

（2）大剂量地塞米松 10～20 mg/d，或甲基泼尼松龙 500～
1 000 mg/d 静脉注射，连续 7～10 天后改用泼尼松 100 mg/隔天
口服，以后逐步减量，方法同上。此法适用于危重并已有辅助呼
吸安排的患者。肾上腺皮质激素剂量应视具体患者而调整，需严
密预防和监控激素的不良反应。肾上腺皮质激素应用早期（7～
10 天内）可有短暂症状加重，一般持续 1 周左右，需做充分估
计和准备，以免危象发生，有一部分患者对肾上腺皮质激素
无效。

3. 免疫抑制剂

（1）环磷酰胺：每次 100 mg，每日 3 次口服；或
200～400 mg，每周两次静脉注射。适用于泼尼松治疗不满意时
的联合应用。长期应用易引起周围血白细胞数减少。

（2）硫唑嘌呤：每日 50～200 mg，分两次口服，用于泼尼
松治疗效果不佳者，应注意引起白细胞数减少的不良反应。

（3）环孢素：对细胞免疫的体液免疫均有抑制作用，可使
AChR 抗体下降。口服 6 mg/（kg·d），12 个月为一疗程，不良
反应有肾小球局部缺血坏死、恶心、心悸等。

4. 免疫球蛋白（IVIG）

Gajdos 等用 IVIG 治疗 5 例，其中 2 例为 1 g/kg，3 例为
2 g/kg，获得良好效果，表明 IVIG 可能成为短期治疗重症肌无
力的一种有效而安全的疗法。

5. 胸腺素（CS）

有人报道，用胸腺素治疗 11 例重症肌无力病情进行性加重

而不能用抗胆碱酯酶剂控制的患者，分为 CS（每日 6 mg/kg）组和安慰剂组治疗 12 个月，6 个月后，CS 组患者的客观肌力改善情况比安慰剂组明显，这一现象一直持续到第 12 个月。此外，CS 组乙酰胆碱受体抗体减少得比对照组高，但未达统计学意义。作者认为，CS 治疗此症是一个有效而安全的疗法，在某些患者中可立即显示临床改善。

6. 其他辅助药物

①麻黄素：25 mg，每日 2~3 次。可有心跳加快，勿在晚上服，可影响老年人排尿。②极化液：10% 氯化钾 30 mL 和胰岛素 20~50 IU 加入 10% 葡萄糖液 1 000 mL，每日静脉滴注 1 次，10 天为一个疗程。适用于长期用胆碱酯酶抑制剂疗效差的患者。③钾盐：氯化钾 1 g，每日 3~4 次口服。对胃有刺激，长期服用患者不易耐受。④其他：可酌情选用螺内酯、葡萄糖酸钙、胚芽碱酯、胚芽碱双醋酸酯。

（三）胸腺切除

成人发现胸腺异常者均应考虑切除，但 60 岁以上患者不建议手术，除非是恶性胸腺瘤。起病 2 年内手术者，1/3 可获缓解，1/2 可有不同程度减轻，以年轻女性伴发胸腺增生者效果最佳，但病程 10 年以上的慢性病者原则上不推荐手术治疗。术后症状不改善者可应用肾上腺皮质激素及其他免疫抑制剂治疗。

（四）血浆交换

适用于对抗胆碱酯酶药物、胸腺切除、肾上腺皮质激素疗效不满意或胸腺切除术前患者。需在有经验的医院进行。

（五）危象的处理

1. 维持呼吸

无论是重症肌无力危象或乙酰胆碱危象，最主要的是在保持呼吸道通畅的基础上，清除呼吸道分泌物和用呼吸器保证有效的分钟通气量。

2. 不同危象的特殊处理

（1）肌无力危象：新斯的明 1 mg，肌内注射，然后每隔半小时肌内注射 0.5 mg，据用药后的反应，酌情重复使用。好转后给予口服吡啶斯的明或美斯的明。严重病例可用新斯的明 0.05～0.25 mg 加入葡萄糖溶液 20 mL，小心静脉注射。呼吸道分泌物增多时，可同时肌内注射阿托品 0.5～1.0 mg，以减少分泌。

（2）胆碱能性危象：应立即停用抗胆碱酯酶药物，静脉或肌内注射阿托品，每次 0.5～2.0 mg，每 15～30 分钟重复 1 次，直至毒蕈碱样症状消失为止。同时还可给予解磷定。

（3）反拗性危象：抗胆碱酯酶药物无效，腾喜龙试验无反应。宜暂时停用有关药物，维持人工呼吸，同时注意稳定血压、水与电解质平衡。2 天后，重新确立抗胆碱酯酶药物的用量。

3. 肾上腺皮质激素的应用

应用大剂量的肾上腺皮质激素治疗能迅速抑制体液免疫反应和抗体的产生，是治疗危象的积极措施。近年主张应用较大剂量，一般用泼尼松 60～80 mg 甚至每日 100 mg，1 次顿服，待呼吸困难好转后，再逐渐减量。

4. 控制感染

可选用青霉素或头孢霉素类抗生素静脉滴注，以有效地控制感染。

5. 胸腺切除或放射治疗

危象缓解后，可行胸腺切除术。手术应广泛彻底不残留胸腺，并尽可能切除异位胸腺。术后胸腺区行放射治疗，如深部 X 线和 ^{60} 钴放射治疗。

6. 其他

加强支持疗法，注意纠正水、电解质和酸碱平衡紊乱。

7. 中医中药

可酌情选用高丽参注射液、黄芪注射液、强肌腱力胶囊等。

（六）禁用和慎用药物

许多药物对神经肌肉接头传递有阻滞作用，故应禁用或慎用。

（1）吗啡、乙醚、巴比妥类、地西泮、氯丙嗪及其他麻醉止痛剂均应慎用，而肌肉松弛剂，如箭毒类药物，为绝对禁用。

（2）抗心律失常药物，如奎宁、奎尼丁、普鲁卡因胺、普萘洛尔、利多卡因及相类似药物，可抑制神经肌肉接头传递，故禁用。大剂量苯妥英钠也能干扰神经肌肉接头传递，故慎用。

（3）某些抗生素也具有突触阻滞作用，如链霉素、新霉素、庆大霉素、卡那霉素、巴龙霉素、紫霉素、多黏菌素 A 及 B，均禁用。如有感染可选用青霉素、氯霉素等。

四、预后

眼肌型预后较好，重度激进型和迟发重症型预后较差。危象发生率为 7.4% ~ 17.5%，死亡率已随着治疗方法的改善降低至 17%。近年来由于人工呼吸器的改进，大剂量类固醇治疗和血浆交换疗法的使用，使死亡率有进一步下降。

五、护理

1. 指导患者充分休息，避免疲劳

平时活动宜选择清晨、休息后或肌无力症状较轻时进行，且应自我调节活动量，以省力和不感到疲劳为原则。

2. 评估患者日常生活活动的能力

肌无力症状明显时，应协助做好洗漱、进食、穿衣、个人卫生等生活护理，保持口腔清洁，防止外伤和皮肤并发症。

3. 耐心倾听

不催促打断患者的表述，为构音障碍的患者准备纸、笔、画板等交流工具，指导患者采用文字形式和肢体语言表达自己的需求。

4. 耐心解释病情

因为呼吸肌无力导致呼吸困难，患者担心会随时出现呼吸停止，容易产生紧张、害怕甚至恐惧心理。护士应耐心解释病情，详细告知本病的病因、临床过程、治疗效果以及负性情绪与预后的关系，告诉患者抗胆碱酯酶药物治疗可以改善症状，让患者了解只要配合治疗、避免诱因，本病极少发生危象，预后较好，帮助患者掌握疾病相关知识，树立治疗信心。

5. 给予营养丰富、易消化的饮食

营养丰富且易消化的饮食可以增强体质。吞咽困难、咀嚼无力者，给流质或半流质，必要时给予鼻饲，注意严格掌握在注射胆碱酯酶药物后 15 分钟再进食，如注射后进食过早或药效消失后进食，易发生呛咳，造成窒息或吸入性肺炎。

6. 避免或消除可能导致危象的诱因

重症肌无力患者，由于某种诱因常导致危象的发生，常见的诱因有：强烈的精神创伤，肺炎等各种感染，人工流产，分娩或月经期；应用阻断神经肌肉化学传递的药物，如庆大霉素、链霉素、多黏菌素等；应用麻醉、镇静又催眠等药物，如普鲁卡因、巴比妥类药物或水合氯醛灌肠等；应用箭毒类药物；各种创伤及手术等。在护理重症肌无力患者时应尽量避免或消除上述诱因，遇到某种不可避免的诱因如手术或分娩等情况时，应采取必要的预防措施，如向患者讲清病情，消除其紧张心理，避免给予大量麻醉或催眠药，预防并积极治疗继发感染。

7. 预防肺部感染

出现肌无力危象后，因呼吸肌麻痹，咳嗽反射减弱或消失，呼吸道分泌物增多又不能自行排除，故肺部感染不易控制。为防止肺部感染，患者出现吞咽困难时应及早给予鼻饲，以防误咽。在发生严重肺部感染时，应早期做气管切开，以利于排痰，根据痰培养的致病菌种，选择应用大剂量抗生素；翻身拍背、吸痰，定期气管内滴注抗生素、生理盐水及糜蛋白酶，利于痰的湿化。此外，气管插管换药时，应注意严格无菌。

8. 观察患者症状

有无全身无力、呼吸困难、咳嗽无力等肌无力危象的特征以及瞳孔缩小、出汗、恶心、呕吐、腹痛、呼吸和吞咽困难等胆碱能危象的表现。如有呼吸困难应及时吸氧或做人工呼吸。对口腔、呼吸道分泌物过多，黏稠不易咳出者，严重影响通气量时，应及时行气管切开，严密观察呼吸频率、深浅、缺氧情况，及时调节潮气量，经常检查患者的氧分压、氧饱和度和血液 pH 值等，以助了解呼吸功能有无改善。

9. 护理人员应严密观察患者的用药反应

发现异常，及时报告医生处理。各种胆碱酯酶药物的作用时间，不同患者或同一患者在不同时期，对药物的效应都不一致。应根据病情选用药物，调整剂量、给药时间等。

10. 及时准确地应用人工呼吸机

保证气道通畅，如患者出现发绀、颜面潮红、结膜充血、血压升高、脉快、全身多汗、流涎、精神兴奋，甚至意识障碍时，应采取果断措施，在医生没有到来之前，采取口对口人工呼吸，以保证在气管插管之前使患者不致因窒息而死亡。气管插管成功之后，除按气管插管护理外，停用一切抗胆碱酯酶药物，并在48 小时内行气管切开，以便于在较长时间内维持正压给氧，待患者呼吸功能恢复后，可拔掉气管套管。

11. 健康教育

（1）注意休息，预防感冒、感染，注意保暖。

（2）重症肌无力患者应避免过劳、外伤、精神创伤，保持情绪稳定，按时服药，避免受凉感冒及各种感染。

（3）在医生指导下合理使用抗胆碱酯酶药物；掌握注射抗胆碱酯酶药后 15 分钟再进食，口服者在饭前 30 分钟服药的原则；忌用对本病不利的药物如卡那霉素、多黏菌素、链霉素等。

（4）育龄妇女应避免妊娠、人工流产等。

（5）外出时要带急救药盒。

第二节　周期性瘫痪

周期性瘫痪是以反复发作性骨骼肌松弛性无力或瘫痪为特点的一种疾病。发作时往往伴血清钾的改变，临床上可分为低钾型、高钾型和正常血钾型 3 种类型，其中以低钾型周期性瘫痪最为常见。

一、病因

本病发病原因尚不清楚。少数患者有家族遗传史，发病的直接原因为肌细胞内、外钾离子浓度的改变。发作时细胞膜的 $Na^+ - K^+$ 泵兴奋性增加，使大量的钾离子内移至细胞内引起细胞膜的去极化和对电刺激无反应，导致瘫痪发作。根据发作时血清钾水平，区分为低血钾、高血钾和正常血钾型周期瘫痪，以低血钾型周期性瘫痪为最常见。

二、护理评估

（一）临床表现

1. 低血钾型

多为散发，一年四季均可发病。以 20～40 岁男性最为多见。受冷、过度疲劳、饱餐、酗酒及月经前期等均为本病发生的诱因。常于清晨起床时发现肢体无力，不能活动。病情早期常诉口干、尿少、多汗、脸色潮红和肌肉酸痛。肢体无力以下肢为重，极少累及颅神经支配肌肉和呼吸肌。偶有眼睑下垂、复视和呼吸肌麻痹而危及生命。肌无力或瘫痪持续数小时至数日后逐步恢复，最后累及的肌肉最先恢复。

继发于甲状腺功能亢进者，一般每次发作仅为数小时。发作间歇期完全正常，间歇期为数周至数年，甚至终身仅发 1 次。神经系统检查可见瘫痪肢体近端较重、肌张力降低、跟腱反射降低或消失。

2. 高血钾型

甚少见。为常染色体显性遗传。通常于 10 岁前起病，男性较多，剧烈运动后静卧休息，湿冷环境或用钾盐、螺旋内酯均可诱发。临床表现与低钾型周期性瘫痪相似。每次发作持续数分钟至数十分钟，极少超过 1 小时，常伴眼睑强直。

3. 正常血钾型

亦称钠反应性周期麻痹，为常染色体显性遗传，国内甚少见。10 岁前起病。嗜盐患者常在减少食盐量后诱发。临床表现同低钾型周期性瘫痪。持续时间长在 10 天以上。补充钾盐常使症状加重，大量氯化钠可使之改善。

周期性瘫痪的患者，瘫痪发作间期正常，发作频繁者亦可出现持久性肌无力，甚至肌萎缩。一般来说，中年以后多数患者发作逐步减少至停止。

4. 甲亢型

男性多于女性6倍。本病发作与甲状腺功能亢进的严重程度无关。临床表现与低血钾型类同，但发作多发生在觉醒时、运动或饱食后，并可持续数日。心律失常较多。怀疑甲状腺功能亢进的患者可检查 T_3、T_4 和 TSH 等甲状腺功能，以及做肾上腺素试验。5 分钟内将肾上腺素 10 mg 注入肱动脉，用表皮电极纪录电刺激尺神经诱发同侧手部小肌肉动作电位，注射后 10 分钟内电位下降 30% 以上为阳性，证实为特发性低血钾型；甲状腺功能亢进性低血钾型周期性瘫痪偶可出现阳性，但仅见于瘫痪发作时。

（二）实验室及其他检查

（1）低血钾型周期性瘫痪血清钾降低。心电图可有 QT 间期延长，ST 段低垂，T 波降低或倒置，出现 U 波。

（2）高血钾型周期性瘫痪血清钾增高。心电图示 T 波升高而尖。

（三）诊断和鉴别诊断

根据典型的反复发作过程，迟缓性瘫痪和血清钾减低，心电图（ECG）改变等特征不难诊断。不同类型的周期性瘫痪的鉴别主要依靠血钾的测定与 ECG 检查。此外，还需鉴别是原发性或继发性。继发性的以甲状腺功能亢进所致最常见，甲状腺功能亢进患者常以低钾性瘫痪作为首发症状，故对疑诊为周期性瘫痪的患者均应做 T_3、T_4 检测，凭借 T_3、T_4 增高及发作频率高、每次持续时间短有助于鉴别。原发性醛固酮增多症常有高血压、高血钠和碱中毒。肾小管酸中毒患者多有高血氯、低血钠和酸中毒。此外，还应注意询问近期有无腹泻及服用氢氯噻嗪、糖皮质激素等药物史。

三、治疗

（一）一般治疗

避免寒冷、过度疲劳、饱餐、高糖饮食或酗酒等各种已知的诱因。低血钾型周期性瘫痪食用富含钾饮食（如榨菜、橘子水等）。高血钾型周期性瘫痪限制钾盐摄入。

（二）药物治疗

1. 低血钾型

1）发作期

补钾：成人可先 1 次顿服氯化钾 4 ~ 10 g，儿童以 0. 2 g/kg 计算，一般数小时内常常显示疗效，以后继续服用氯化钾 1 ~ 2 g，每日 3 ~ 4 次，症状完全恢复后改为口服氯化钾 1 g，每日 3 次，维持 1 个月。重症患者，开始可用 3 g 氯化钾溶于 1 000 mL 的生理盐水内缓缓静脉滴注，视病情严重程度每日输入 1 ~ 2 次，症状好转后改为口服。乙酰唑胺：250 mg，每日 2 ~ 3 次，有预防发作效果。

2）发作间歇期

氯化钾：每日 1 g，分次或睡前服；乙酰唑胺：每日 125 mg，分次口服；螺内酯：每日 100 mg，分次口服；氨苯蝶啶：每日 150 mg，分次口服。

2. 高血钾型

1）发作期

10% 葡萄糖酸钙：10 ~ 20 mL，静脉注射；胰岛素：10 ~ 20 IU 加入 10% 葡萄糖 500 ~ 1000 mL 内静脉滴注；4% 碳酸氢钠溶液：200 ~ 300 mL，静脉滴注；乙酰唑胺：250 mg，每日 3 次；或双氢克尿噻 25 mg，每日 3 次。

2）发作间歇期

对发作频繁者，忌服螺内酯等保钾利尿药，而选服排钾利尿类药物。

3. 正常血钾型

1）发作期

氯化钠：每日补充氯化钠10~15 g，可以生理盐水1 000 mL静脉滴注或口服食盐；乙酰唑胺：250 mg，每日3次；9α-氟氢皮质酮：0.1 mg，每日3次。

2）发作间歇期

发作频繁者可服用乙酰唑胺、9α-氟氢皮质酮等排钾储钠类药物。

4. 甲状腺功能亢进型

服用抗甲状腺药物可预防发作。治疗同低血钾型发作期治疗。

四、护理

（1）发作时要卧床休息，避免过劳、感染和受寒等诱发因素。

（2）低血钾型患者宜进高钾低钠饮食，忌高碳水化合物饮食，避免大量饮水；高血钾型患者以高氯化钠、高碳水化合物饮食为宜；正常血钾型宜食高盐、高糖饮食，加速症状消失。

（3）四肢瘫痪者应做好精神护理，解除恐惧心理，做好生活护理。

（4）呼吸困难者给予吸氧，并保持呼吸道通畅。

（5）观察的重点包括发作先兆，瘫痪肢体的分布、肌力、肌张力与腱反射改变。重症患者注意心率、血压变化。观察有无低血钾、传导阻滞及心肌劳损等。

（6）协助医生做诱发试验，抽血查血钾，做心电图、肌电图。静脉滴注氯化钾需先稀释，日总量3~5 g，注意滴速，一般每小时输入氯化钾不超过1 g，每分钟40滴为宜。补钾过程中观察尿量，及时复查血钾及心电图。补钾后注意瘫痪肢体肌力、肌张力、腱反射改变，有无低钙性抽搐等。

（7）健康教育，嘱患者勿过劳，预防感冒、外伤，避免食用含大量碳水化合物的食物，以减少发作机会。

第三节 肌营养不良症

肌营养不良症是一组与遗传有关的肌纤维变性和坏死疾病，主要临床特征为进行性肌肉无力和萎缩。

一、病因与发病机制

至今尚未完全阐明。有学者对假肥大型肌营养不良症（DMD）曾进行大量而广泛的研究，细胞膜学说得到广泛的支持。该病肌纤维膜存在形态学和生化方面缺陷，肌浆网对 Ca^{2+} 再摄入能力较正常肌肉明显减低，以致 Ca^{2+} 从细胞外流入细胞内，从而使 Ca^{2+} 激活中性蛋白酶（CANP），最后导致肌结构蛋白变性，而发生肌萎缩。由于膜的渗透性异常而使血清酶从患者肌肉坏死纤维内逸出，反映在血液中各种骨骼肌酶活性增高。近年来，对该病的分子遗传学研究取得了突破性进展。已知致病基因定位在 X_{p21}（X 染色体短臂 2 区 1 带），并确定它编码的蛋白——抗肌萎缩蛋白缺失与本病有关。该区的基因具有制备抗肌萎缩蛋白（Dys）的功能，这种蛋白质位于肌细胞内层，是一种肌细胞骨架蛋白，起支持和保护肌膜的稳定作用。在有基因缺陷的 DMD 患者中肌纤维缺乏 Dys，因而引起肌细胞膜功能障碍，致使大量游离钙离子、高浓度的细胞外液和补体成分进入肌纤维内，最终导致肌原纤维断裂、变性、坏死等一系列病变。DMD

的基因突变及其编码蛋白产物 Dys 的结构和功能异常为诊断本病和阐明其发病机制奠定了基础。

二、病理

镜下可见萎缩的肌纤维与肥大的肌纤维镶嵌存在，不呈集簇状态。肌膜核易向中央移位，由于肌纤维萎缩消失，肌膜核相对集中，在纵切面上可见链状核。肌纤维本身的改变包括各种变性、坏死改变，如肌横纹消失、玻璃样变性、絮状变性及吞噬现象等。亦可见嗜碱性染色，核呈清亮泡状的新生肌纤维，为肌纤维再生现象。随肌萎缩逐渐进展，肌肉膜及肌束膜的胶原纤维增生，脂肪细胞浸润。萎缩严重者肌纤维极度萎缩或消失，代之以大量结缔组织及脂肪组织。心肌也可有类似病变。假肥大型肌营养不良的肌活检标本的免疫组化染色，可见 Dys 大量缺失，对本病的诊断有特征性意义。

三、护理评估

（一）临床表现

1. 假性肥大型

本型最常见。X 连锁隐性遗传性肌营养不良，患者主要为男孩。虽然出生时已有肌肉萎缩，但多在儿童期发病，预后甚差。进展较慢，发病较迟（15～25 岁）的 Becker 良性假肥大型肌营养不良症，预后较好。本型病初走路迟缓，步行易跌跤，登楼梯和蹲下后起立困难。仰卧起立时有特殊姿势：先翻转俯卧位，以双手支撑于床面，然后支扶踝、膝、骨盆带部方能缓慢起立，此征称为 Gower 现象。双下肢无力，小腿腓肠肌发硬，行走时挺腹，骨盆及下肢摇摆状，似"鸭步"状。

2. 面—肩—肱型

呈常染色体显性遗传。幼年或青春期起病，无性别差异，起病隐匿，面肌受累较早，闭眼不紧、吹气无力、苦笑面容，后逐步累及颈肌、肩胛带肌、肱肌，出现翼状肩胛、衣架样肩胛，两臂侧平举时，颈阔肌悬吊，呈现特殊的"鱼翅"或"蝠翼"样隆起。后可缓慢累及骨盆带肌。部分患者病程顿挫。多不影响寿命。

3. 肢带型

为一组性质不同的常染色体显、隐性遗传疾病。可于儿童、青春期或成年起病，两性发病机会相等。临床上以肩胛带和骨盆带肌不同程度的无力或萎缩为特点，根据遗传方式分为 1 型（常染色体显性）和 2 型（常染色体隐性），每一型根据不同基因缺陷又分为许多亚型，目前已确认 16 个亚型，1 型有 6 个（1A－1F），2 型有 10 个（2A－2J）。

4. 眼咽肌型

少见，30 岁左右起病，主要表现为上睑下垂和眼外肌无力，早期可不对称，最终发展至双侧上睑下垂和眼球固定，部分患者出现头面部、咽喉部、颈部和肢体近端无力、萎缩。晚期出现消瘦，吸入性肺炎是其严重并发症，但患者的寿命较少受到影响。

5. 远端型

根据发病年龄分为 2 种亚型。晚发型（40 岁以后起病）为常染色体显性遗传，如 Welander 病。早发型（30 岁之前起病）为常染色体隐性遗传，如 Miyoshi 病，临床上均以进行性远端肌无力、萎缩为主要表现，进展缓慢，不影响寿命。多数患者可并发心脏异常。

（二）实验室及其他检查

（1）肌酸代谢测定：尿肌酸排泄量增加，肌酐减少。

（2）血清肌酸磷酸激酶（CPK）、丙酮酸激酶（PK）活性异常增加；谷丙转氨酶（GPT）、谷草转氨酶（GOT）、乳酸脱氢酶（LDH）等也可增高。肌肉病变广泛时，尿肌酸排泄量增加，肌酐减少。

（3）肌电图、肌活检可进一步帮助诊断。

（三）诊断及鉴别诊断

1. 诊断

根据临床表现和遗传方式，尤其基因及抗肌萎缩蛋白检测，配合肌电图、肌肉病理检查及血清 CK 测定，一般均能确诊。

2. 鉴别诊断

（1）少年近端型脊髓性肌萎缩：为常染色体显性和隐性遗传。青少年起病，主要表现四肢近端对称性肌萎缩，有肌束震颤；肌电图为神经源性损害，肌肉病理可见群组性萎缩，符合失神经支配；基因检测显示染色体 5q11 – 13 的 AMN 基因缺失、突变或移码等异常。

（2）慢性多发性肌炎：无遗传史，病情进展较急性多发性肌炎缓慢；血清 CK 水平正常或轻度升高，肌肉病理符合肌炎改变；皮质类固醇疗效较好，可资鉴别。

四、治疗与护理

（一）一般治疗

应鼓励患者多活动，支撑和步行困难者可采用支撑架辅助活动。有瘫痪时按瘫痪给予护理。

（二）药物治疗

目前尚无特效疗法，常用药物有以下几种：

1. 加兰他敏

加兰他敏 2.5 ~ 5.0 mg，每日 1 ~ 2 次，肌内注射，1 个月为一个疗程。主要不良反应为流涎、恶心、心动过缓。

2. 胰岛素—葡萄糖

胰岛素皮下注射，第 1 周每日 4 IU，第 2 周每日 8 IU，第 3 ~ 4 周每日 12 IU，第 5 周每日 16 IU。注射 15 分钟后口服葡萄糖 50~100 g，或于饭前 15 分钟注射，可免服葡萄糖。隔一段时间可重复。

3. 肌生注射液

每支含赤芝孢子粉 400 mg，每次 1 支，每日 1 次，肌内注射，1~3 个月为一个疗程。

4. 三磷腺苷（ATP）

每日 20~40 mg，肌内注射，常能暂时缓解症状，但停药以后症状发展更加迅速。

5. 别嘌醇

为尿酸代谢竞争性药物。近年来认为，别嘌醇可延缓营养不良的发展，但治疗效果不肯定。常用剂量为 50~100 mg，每日 3 次。主要不良反应有胃纳减退，偶有白细胞数减少。

6. E 族维生素

20~100 mg，每日 3 次。

7. 普尼拉明（心可定）

为钙拮抗剂。近年来用于假性肥大型肌营养不良症。多数病例可以缓解肌无力症状，常用剂量为 15~30 mg，每日 3 次。

8. 地塞米松

适用于肌活检提示炎性改变的肢带型肌营养不良症。常用剂量为每片 0.75 mg，10 片隔日顿服，1~3 个月为一个疗程。

9. 其他

三磷酸尿核苷、辅酶 Q10、生长激素、硫酸锌溶液等均可试用。

（三）手术治疗

对已经挛缩和畸形者可予矫形手术。

（四）康复

1. 针灸治疗

1）取穴

首选穴：脾俞、肾俞、大椎、命门。备用穴：合谷、足三里、曲池、肩髃、环跳、悬钟。

2）方法

首选穴与备用穴分成 2 组，轮流针刺，或用电针 20～30 分钟，每日或隔日 1 次，10 次为一个疗程。

2. 体育运动疗法

可加强肢体锻炼，防止肌肉挛缩导致功能障碍。

3. 按摩

对脊柱和肢体挛缩肌肉采用按摩治疗。

4. 理疗

如水疗、钙离子或新斯的明离子直流电导入。

第九章　发作性疾病

第一节　癫　痫

癫痫是一种由于脑内神经元突然异常放电所引起的短暂大脑功能失常的一组疾病。由于异常放电神经元的部位不同，临床上可出现短暂的运动、感觉、意识、行为及自主神经等单独或组合出现的功能障碍。癫痫是常见病，国内调查其发病率为 5‰左右。

一、病因和发病机制

（一）病因分类

1. 原发性癫痫

是指脑内未发现明显病理变化或代谢异常的癫痫。

2. 继发性癫痫

指以脑内外某种疾病为病因的癫痫，因此，癫痫的发作只是这些疾病的一种症状，故又称症状性癫痫。

1）脑部因素

（1）先天性异常：先天性脑积水、小头畸形、脑性瘫痪、脑穿通畸形、结节性硬化等。

（2）外伤：产伤、颅脑外伤等。

（3）炎症：各种细菌性、病毒性、真菌性、寄生虫性颅内感染。

（4）颅内肿瘤：胶质瘤、脑瘤或脑转移癌肿。

（5）脑血管病：出血或缺血性脑血管病。

（6）变性疾病：阿尔采莫病、匹克病等。

2）全身因素

（1）缺氧：一氧化碳中毒等。

（2）代谢及内分泌障碍：急性和慢性肾衰竭、胰岛细胞瘤、甲状旁腺功能减退、急性重型肝炎等。

（3）心血管疾病：房室传导阻滞（阿—斯综合征）、子痫等。

（4）儿童期疾病：急性感染（发热惊厥）、维生素 B_6 缺乏等。

（5）外源性中毒：长期服用地西泮、苯巴比妥和嗜酒者突然戒断，铅、汞中毒等。

（二）发病机制

癫痫发作的机制十分复杂，至今尚未十分明了。近代认为癫痫发作是由于神经元的异常放电所致。神经元放电是神经系统的正常生理功能，一般在 1～10 次/秒。当脑部受到损害后，引起结构、生化和正常膜电位的改变，即抑制性 γ-氨基丁酸（GABA）能末梢选择性丧失，引起抑制性递质 GABA 功能障碍；兴奋性递质释放和持续去极化状态等。因此在癫痫灶中，病变神经元的放电频率可达每秒数百次至千次。这种痫性放电若停留于病灶附近的大脑皮质中，临床上便引起单纯部分性发作，若传至丘脑和中脑网状结构，便出现意识丧失。再经丘脑投射至大脑皮质，便可引起全面性强直—阵挛发作；若痫性活动在边缘系统内传播则表现为复杂部分发作（精神运动性癫痫）。

原发性癫痫的起点可能在丘脑和上脑干，其大发作的传导与上相同，失神发作传播至丘脑网状结构即被抑制。

二、病理

癫痫尚无一致的病理改变。有的在光学显微镜下找不到组织学病变，但多数有脑的癫痫灶。但此"灶"是病因还是发作后的后果，尚难分清且并非都产生发作性放电。一般在大脑皮质癫痫灶的中心，神经元严重损伤或完全消失，周围神经细胞数目及棘突减少，结构紊乱，星形细胞增生。继发性癫痫的病理改变，则可见引起癫痫的原发疾病的变化。

三、病理生理

实验性癫痫病灶可用青霉素、戊四氮涂布于大脑皮质表面，或用氯乙烷、二氧化碳干冰冷冻脑组织而建立。病灶的脑电活动先是出现猝发的零星的高幅负相棘波（发作间期棘波），此时细胞内微电极记录到的成串的爆发性单位放电，膜电位呈去极化波；经过一段时间，发作间期棘波的波幅越来越高，每个棘波之后有一个负相慢波相随，慢波之顶还有许多低幅快波，此即后发放电位。后发放的时程逐渐延长，这时细胞内微电极可记录到持续性去极化膜电位及呈等节律性起伏的高频单位放电，这正是强直期发作神经元电活动的特征。当持续性去极化膜电位转向过度极化（波幅较低，持续时间较长）时，发作强直期转入阵挛期；随着过度极化过程的增加，去极化波越来越少，最后转入发作后静息期。经过一段静息期之后，膜电位又恢复并再度出现去极化波，进入两次发作之间的间歇期。

四、护理评估

（一）临床表现

癫痫的临床表现包括痫性发作和癫痫症两方面。

1. 痫性发作的表现

1）部分性发作

包括单纯部分性、复杂部分性、部分性继发全身性发作 3 类。后者是神经元异常放电从局部扩展到侧脑部时出现的临床发作。

（1）单纯部分性发作：除具有癫痫的共性外，不伴意识障碍，发作后能复述发作的生动细节是单纯部分性发作的主要特征。

运动性发作：①表现为身体的某一局部发生不自主运动。大多见于一侧眼睑、口角、手或足趾，也可涉及一侧面部或肢体。严重者发作后可留下短暂性肢体瘫痪，称为 Todd 麻痹。局部抽搐偶可持续数小时或更长，称为持续性部分性癫痫；②如异常运动从局部开始，沿大脑皮质功能区缓慢移动，如从手指—腕部—前臂—肘—肩—口角—面部，称为贾克森（Jackson）发作；③旋转性发作表现为双眼突然向一侧偏斜。继之头部不自主地同向扭动，并伴有身体的扭转，但很少超过180°，部分患者过度的旋转可引起跌倒，出现继发性全身性发作。

感觉性发作：表现为一侧面部、肢体或躯干的麻木，刺痛；眩晕性发作表现坠落感、飘动感或水平/垂直运动感；偶尔可出现本体感觉或空间知觉障碍性发作，出现虚幻的肢体运动感。特殊感觉性发作则出现味、嗅、听、视幻觉。

自主神经性发作：表现为上腹部不适、恶心、呕吐、面色苍白、出汗、竖毛、瞳孔散大等。

精神症状性发作：①言语障碍性发作，多为重复一字或一句，表现为不完全性失语。病灶在颞叶外侧面。②记忆障碍性发作，常见者为似曾相识感，即对生疏事物感到曾经经历；似不相识感，即对熟悉事物感到陌生。偶有快速回顾往事，或强迫思维。病灶多在海马体。③认识障碍性发作，如环境失真感，脱离接触感、梦样状态等。病灶多在海马体。④情感性发作，多为无名恐惧；也有感到愤怒、忧郁或欣快者。一般仅持续数分钟。病灶在扣带回。⑤错觉性发作，如视物变大或变小，听声变强或变弱，以及感觉本人肢体变化等。病灶在海马体或颞枕部。⑥复杂幻觉性发作，复杂视幻觉如人物，复杂听幻觉如音乐等。病灶在海马体或颞枕部。

（2）复杂部分性发作：伴意识障碍。可能自单纯性发作转化而来。发作时和发作间脑电图显示一侧或双侧不同步的颞部或颞额部局灶性异常，也称精神运动性发作。

先有单纯部分性发作，继之有意识障碍。①仅有意识障碍：可为嗜睡状态。②有自动症：为在意识模糊中的不自主动作；事后不能记忆。患者可能机械地重复原来的动作，或出现其他动作，如吸吮、咀嚼、舔唇、清喉，或是搓手、抚面、解扣、脱衣、摸索衣裳，挪动桌椅，甚至游走、奔跑、乘车、上船；也可有自动言语或叫喊、歌唱等。病灶多在海马体、杏仁核、扣带回，以及额叶眶部，或边缘回其他部分。

开始即有意识障碍：①仅有意识障碍。②有自动症。

（3）部分性继发全身性发作：可以表现为强直—阵挛性发作、强直性发作或阵挛性发作。发作中脑电图变化迅速扩散。醒后若能记得部分发作时某个症状，即为先兆。包括：①单纯部分性发作继发全面性发作。②复杂部分性发作继发全面性发作。③单纯部分性发作发展成复杂部分性发作，然后继发全面性发作。

2）全面性发作

在全面性发作中，无论有无抽搐，临床变化指示双侧大脑半球自开始即同时受累。意识障碍可以是最早现象。脑电图变化双侧同步，反映神经元放电是广泛性的。运动症状如果存在，也属双侧性。

失神发作：以意识障碍为主。

（1）典型失神发作：以往称小发作，表现为突然发生和突然休止的意识障碍，一次持续 5~30 秒，事后对发作全无记忆。脑电图在发作中呈现双侧对称的 3 Hz 棘—慢波，发作间期也可有同样或较短的阵发活动，背景波形正常。①仅有意识障碍：患者当时停止活动，呼之不应，两眼瞪视。②伴有轻微阵挛成分：伴有眼睑、口角或上肢的颤抖。③伴有无张力成分：伴有头部、上肢的下坠，腰部屈曲；手中持物可能坠落；但仅偶然使患者跌倒。④伴有强直成分：伴有肌群的强直性痉挛。头部后仰或偏向一侧；背部后弓，可能造成突然后退动作。⑤伴有自动症。⑥伴有自主神经症状。

（2）不典型失神发作：意识障碍的发生和休止比典型者缓慢，肌张力改变则较明显。脑电图示两侧不对称而较慢的不规则棘—慢波或尖—慢波，背景活动亦不正常。

（3）肌阵挛发作：为突然、短暂、快速的肌收缩，可遍及全身，也可限于面部、躯干或肢体。可能单个发生，但常见快速重复。脑电图示多棘—慢波、棘—慢波或尖—慢波。

（4）强直性发作：为全身进入强烈的强直性肌痉挛。肢体伸直，头、眼偏向一侧，躯干强直造成角弓反张，常伴有自主神经症状，如苍白、潮红、瞳孔散大等。脑电图示低电位快活动，或约 10 Hz 波。波幅逐渐增高。

（5）强直—阵挛发作（大发作）：以意识丧失和全身抽搐为特征。发作分 3 期：①强直期，所有的骨骼肌呈现持续性收缩。突然意识丧失，跌倒在地，上睑抬起、眼球上窜、喉头痉挛发出尖叫、口先张后闭。颈及躯干先屈曲而后反张。双上肢屈曲强直，下肢自屈曲变为强烈伸直。持续 10～20 秒后，进入阵挛期。②阵挛期，全身肌肉节律性抽搐，先快后渐慢，持续 0.5～1 分钟后抽搐突然停止。在上一期中，同时出现心率增快，血压升高，汗、唾液和支气管分泌增多，瞳孔扩大等。呼吸暂停时，皮肤由苍白转为发绀，瞳孔对光反射和浅、深反射消失。③惊厥后期，呼吸首先恢复，心率、血压、瞳孔等渐恢复正常。肌张力松弛，意识渐苏醒。历时 5～10 分钟。

（6）强直—阵挛发作持续状态：即大发作连续状态。

强直—阵挛发作持续 30 分钟以上，或一次大发作后意识尚未恢复，又出现另一次大发作，如此重复发作不停称为癫痫持续状态。

（7）阵挛性发作：为全身重复性阵挛发作。恢复较快。脑电图见快活动、慢波，偶有棘—慢波。

（8）无张力发作：部分肌肉或全身肌肉的张力突然降低，造成颈垂、张口、肢体下垂或跌倒。脑电图示棘—慢波或低电压快活动。

2. 癫痫症的表现

1）与部位有关的癫痫症

有部分性即局灶性发作。

（1）特发性：发病和年龄有关，为儿童期癫痫。有部分性发作和局灶性脑电图异常，但无神经体征或智能缺陷；脑电图背景活动亦正常；常有家族史。癫痫性表现不尽相同，但每个患者的症状相对固定。包括良性儿童期癫痫有中央—颞部棘波和有枕部脑电阵发者。在 16 岁前痊愈。

（2）症状性：根据不同病灶部位，有不同类型的发作，病理也不一致。此项包括大多数的癫痫患者，而以起源于海马体及（或）杏仁核，表现为复杂部分性发作的颞叶癫痫为最常见。后者的病因多为海马体硬化、良性肿瘤、血管畸形等。各种症状性部分性癫痫均可能继发全面性强直—阵挛发作。

2）全面性癫痫和癫痫综合征

（1）特发性：发病和年龄有关。临床症状和脑电图变化自开始即为双侧对称。无神经体征，脑电图背景活动正常。

良性新生儿家族性惊厥：为常染色体显性遗传病。大多在出生后第 2、第 3 天出现阵挛性或呼吸暂停性发作。脑电图呈现中央区周期性 θ 波。10% ~ 20% 在进入儿童期后有全面性强直—阵挛发作（GTCS），但预后良好。

良性新生儿惊厥：在出生第 5 天前后发病，表现为频繁的阵挛性或呼吸暂停性发作。脑电图见交替出现的尖波和 δ 波。

良性婴儿肌阵挛性癫痫：出生后第 1 年或第 2 年出现短促的全身性肌阵挛。多有家族史，脑电图见阵发性棘—慢波。青春期可能发生 GTCS。

儿童期失神癫痫：最常在 6～7 岁发病，女性较多。发作每日可达数十次，故称密集性癫痫。有强烈遗传倾向，青春期后可能痊愈或转化为 GTCS。脑电图示每秒 3 Hz 棘—慢波。

青春期失神癫痫：发作与上型相同，但发病年龄较迟，发作亦较稀。常伴有 GTCS 甚至与其同时发病。

青春期肌阵挛癫痫（JME）：也称冲动性小发作，表现为短促不规律性肌阵挛，以下肢为主。若遍及全身，则导致倾跌，但无意识障碍。脑电图示每秒 4～6 Hz 或 8～12 Hz 多棘—慢波。常有家族史，25% 的同胞出现同样的脑电图变化。

早晨醒时强直—阵挛发作的癫痫：发病多在 11～20 岁。多在早晨醒后和晚间休息时发作。常有家族史，过去史中可有良性婴儿肌阵挛癫痫、儿童失神及（或）JME，推测这 4 种病症可能为同一基因在不同年龄时的不同表现。

（2）特发性及（或）症状性：包括特发性和症状性病因均可产生的综合征，以及迄今未能判明病因者。

West 综合征：也称婴儿痉挛症（IS）。发病皆在出生后 1 年内，多为症状性，在发病以前已呈现发育迟缓和神经体征。病因以围生期缺氧缺血、结节硬化和大脑发育不全为多见。约 40% 病例为特发性；发病前后无异常。发作时的表现为短促的强直性痉挛，以屈肌为较显著；常呈突然的屈颈、弯腰动作，也可涉及四肢。每次痉挛 1～15 秒；常连续发作数次至数十次，以睡前和醒后最为密集。脑电图显示弥散性高电位不规则慢活动，杂有棘波和尖波；痉挛性则出现短促而低平电位。这种发作一般在 2～

5岁消失，但症状性者和治疗无效的特发者，渐有明显的智能障碍。半数以上转化为GTCS、不典型失神发作或精神运动性发作。

Lenox-Gestanut综合征（LGS）：发病多在学前期，多伴智能发育障碍。发作形式多样，可有不典型失神发作、强直性发作、无张力性发作、肌阵挛发作、GTCS等。脑电图示不规则1~2Hz棘—慢波或尖—慢波，背景活动异常，预后不良。

有肌阵挛—无张力性发作的癫痫：男孩居多，多在2~5岁，常有家族史，病前发育正常。发作形式也是多样的，包括肌阵挛性、无张力性、强直性、失神发作和GTCS等。脑电图示较多θ波和不规则快棘—慢波与多棘—慢波。治疗效果较LGS为佳。

有肌阵挛性失神发作的癫痫：7岁前后发病，男孩居多。发作期脑电图为双侧双称同步的3Hz的棘—慢波综合，儿童期失神癫痫，肌阵挛和强直成分突出地明显，治疗效果亦较差。

（3）症状性

非特异病因：如早期肌阵挛性脑病。发病在出生后3个月内，有阵挛发作和强直性发作，并有智能发育障碍。常有家族史。脑电图示暴发—抑制。预后不良。

有特殊病因：痫性发作可作为许多疾病的一个表现或并发症。如苯丙酸酮尿症及一些发育畸形。

3）未有区别为部分性或全面性的癫痫症

包括新生儿癫痫、夜间GTCS等。

4）特殊综合征

（1）与处境有关的痫性发作：①高热惊厥。②与应激、内分泌变化、药物、酒精或缺睡有直接关联者。

（2）个别，显然未有诱因的发作。

（3）反射性癫痫。

（4）儿童慢性进行性持续性部分性癫痫：发病在2~10岁。先为部分性运动发作。部位逐渐不固定，并在睡眠时持续发作。

以后渐有运动障碍并不断加重，伴有智能下降。脑电图除局部痫性放电外，背景有弥散性不规则慢活动。

（二）实验室及其他检查

1. 脑电图检查

脑电图有较大的诊断价值，阳性率达 80%。大发作强直期为高波幅弥散性 10 周/秒波，阵挛期为弥散性慢波，间以成群棘波，惊厥后期呈低平波形。小发作为典型 3 Hz 棘—慢综合波。局限性发作为局限的棘波、尖波、棘—慢波。精神运动性发作，为一侧偏强的长段 δ 波或 θ 波。婴儿痉挛症表现为高峰失律。脑电图检查必须结合临床全面分析，做出诊断。

2. CT 检查

表现为局限性脑萎缩和密度减低者居多，亦有表现为脑瘤、脑梗死、脑血管畸形、脑囊虫、结节性硬化等。CT 检查对于原发性癫痫的阳性率为 10% 左右，继发性癫痫为 60% 以上，其中局限性癫痫和局限性癫痫发展为大发作的异常率最高，而失神小发作和精神运动性发作的异常率甚低。

3. 其他检查

放射性核素脑显像、气脑造影等，对脑萎缩、肿瘤或其他脑部病变有诊断价值。

4. 脑血管造影

可排除占位性病变。

5. 腰穿

原发性癫痫可正常。继发性癫痫则脑压及脑脊液细胞和蛋白数可增高。脑囊虫补体试验可阳性。

（三）诊断和鉴别诊断

1. 诊断

首先要确定是否为癫痫，其次是进一步探查病因。诊断步骤应包括：观察或听取目睹发作者描述特殊的发作形式是重要的诊断依据。询问病史，注意初次发作年龄，有无产伤、头颅外伤、脑膜炎、脑炎等过去史；有无血吸虫病疫水接触史或寄生虫感染的肉食史。详细的体格检查（含神经系统检查）：实验室检查，如血常规、血糖、血钙、血脂，苯丙酸尿的测定；大便虫卵与脑脊液检查等。神经影像学检查，如 CT 和 MRI 等，对脑部病灶的定位定性均有帮助。间歇期脑电图检查出现痫样放电对确定和判明类型有很大价值，但脑电图正常并不能完全排除癫痫的诊断。

2. 鉴别诊断

1）癔症性痉挛发作

发作前多有明显情绪因素，常在众目睽睽下发病，抽搐形式多样，富有表演色彩，神志不丧失。发作时瞳孔反应灵敏，大多无咬舌、跌伤或大小便失禁。脑电图正常。

2）昏厥

是由于脑部短暂缺血引起的一过性意识丧失，因肌张力丧失不能保持正常姿势。发作前常有眩晕、眼前发黑、心悸、出汗、恶心等，发作时面色苍白而无发绀，脉搏细弱、缓慢；一般跌倒后无抽搐，平卧后大多能很快恢复。间歇期脑电图正常。

3）低血糖反应

低血糖反应是一组由多种原因引起的血糖过低所致的综合征。多于空腹时发作，常有饥饿、软弱、乏力、出汗、紧张、心慌、肢体震颤等交感神经兴奋症状。历时较久可出现精神神经症状，甚至有癫痫样抽搐或昏迷。可根据有低血糖发作史，发作时进食或注射葡萄糖后迅速恢复，发作时血糖低于 2.8 mmol/L 等加以区别。

4）偏头痛

偏头痛与癫痫的鉴别要点有：①后者头痛程度较轻，多在发作前后出现，前者则以偏侧或双侧剧烈头痛为主要症状；②癫痫脑电图为阵发性棘波或棘—慢综合波，偏头痛主要为局灶性慢波；③简单视幻觉二者均有，但复杂视幻觉以癫痫常见；④癫痫的意识障碍发生突然、很快终止，程度重，基底动脉型偏头痛的意识障碍发生较缓慢，易唤醒。

5）短暂性脑缺血发作（TIA）

TIA与癫痫的鉴别可从以下几个方面入手：①TIA多见于老年人，常有动脉硬化、冠心病、高血压、糖尿病等病史，持续时间从数分钟到数小时不等。而癫痫可见于任何年龄，以青少年为多，前述的危险因素不突出，发作的时间多为数分钟，极少超过半小时；②TIA的临床症状多为缺失而非刺激，因而感觉丧失或减退比感觉异常多，肢体的瘫痪比抽搐多；③TIA患者的肢体抽动从表面上看类似癫痫，但多数患者没有癫痫家族史，肢体的抽动不规则，也无头部和颈部的转动；④TIA的短暂性全面遗忘征是无先兆而突然发生的记忆障碍，多见于60岁以上的老年人，症状常持续15分钟到数小时，复发的可能性不到15%，脑电图上无明显的痫性放电。癫痫性健忘发作持续时间更短，常有反复发作，脑电图上多有痫性放电。癫痫的诊断还需考虑脑电图检查的结果。

五、治疗

（一）病因治疗

针对致痫的病因进行治疗，积极治疗原发疾病，如脑肿瘤、脑部炎症、脑寄生虫病和全身性疾病等。在治疗这些疾病的同时要考虑继发癫痫的可能性，如必要可给予药物治疗。

（二）发作时的治疗

1. 一般处理

对于大发作的患者，要避免发作时误伤。让患者侧卧位，解开衣领、腰带，使其呼吸通畅。用毛巾或外裹纱布的压舌板塞入磨牙间，以防舌被咬伤。抽搐时不得用力按压肢体，以免骨折。

抽搐停止后，将头部转向一侧，让分泌物流出，避免窒息。

2. 癫痫持续状态的处理

癫痫持续状态是危重急症，必须及时有效治疗。对已持续10分钟以上而未停止发作者即应开始治疗，不必拘泥于30分钟的诊断标准。治疗原则是：①选用抗惊厥药物应具有以下特点：见效快，作用时间长，能保持有效的血药浓度，对呼吸循环的抑制作用最小，不影响患者觉醒。②维持生命功能，预防和控制并发症。③病因治疗。

1）一般处理

立即让患者平卧，解开衣领、衣扣，头侧位，保持呼吸道通畅，及时给氧。放置开口器，如无或不能放入，应尽快将压舌板、筷子或手帕、纱布卷成小布卷放置于患者口腔的一侧上下磨牙之间，防止咬伤舌头和颊部。不能用暴力硬压抽搐的肢体，以免骨折、脱臼，应加强防护，防止摔伤。不能往患者口中灌汤喂药，防止吸入性肺炎。

2）抗惊厥药物的应用

（1）地西泮：目前公认的首选药物，其优点是作用快，静脉注射 10～20 mg 后（速度 5 mg/min）1～3 分钟内可生效，80% 在 5 分钟内停止发作。儿童剂量为每次每千克体重 0.25～0.5 mg 或每岁 1 mg。此药有效期短，仅为 10～20 分钟有效时间，若注射后抽搐不止或止后再抽，可在半小时内重复静推同样剂量，或以地西泮 40～100 mg 加入 10% 葡萄糖 500～1 000 mL 中于 24 小时内做维持量静脉滴注。注射地西泮过程中要严密观察呼吸抑制及血压下降，由于地西泮有效时间短，于静脉注射第一剂后应立即给予作用持久的苯巴比妥 0.2 g 肌内注射，以后每 6～8 小时重复肌内注射，苯巴比妥与地西泮合用不仅效果好，而且可增强大脑对缺氧的耐受。

（2）阿米妥钠：当其他药物控制无效时，可用此药。成人剂量 500 mg，儿童剂量 1 岁 100 mg，5 岁为 200 mg，可用注射用水 10 mL 做静脉注射，其速度不超过每分钟 0.1 g。或 500 mg 加入 10% 葡萄糖 500 mL 中静脉滴注。应注意呼吸状况。

（3）副醛：8～10 mL（儿童 0.3 mL/kg）用植物油稀释后做保留灌肠。有呼吸道感染或哮喘者不宜应用。

（4）10% 水合氯醛：20～30 mL（儿童 0.5 mL/kg）保留灌肠。

（5）氯硝西泮：其抗惊厥作用比地西泮强 5 倍，半衰期为 22～32 小时，疗效持续时间长，但对呼吸抑制显著，故临床应用较少，成人 1～4 mg/kg，儿童 10～100 μg/kg 静脉注射。

（6）氯羟西泮：其抑制惊厥能力比地西泮强 5 倍，作用时间比地西泮长 3～4 倍，半衰期 12～16 小时，静脉注射 4～5 mg 后 80%～100% 的患者在 2～3 分钟内停止发作。半数患者作用时间可达 1 天以上，对呼吸抑制和地西泮一样，目前仅国外用于临床。

（7）氯甲噻唑：对顽固性癫痫持续状态应用此药效果好。本药半衰期短（仅为 46 分钟左右），故此药适于连续静脉滴注。4～5 g 加入 10% 葡萄糖 500 mL 中静脉滴注，每分钟不超过 80 滴，控制抽搐后再缓慢撤药，并给予苯巴比妥维持。其不良反应有高热、血栓性静脉炎。目前国内应用很少。

（8）苯妥英钠：静脉注射疗效较苯巴比妥静脉注射好，因透过血脑屏障要快一些，但作用不如地西泮快，疗效也不如地西泮，但很少抑制呼吸。此药对心率、血压影响较明显，糖尿病者、急性心肌梗死或明显心律失常者不宜用此药。成人 13～15 mg/kg，儿童 10 mg/kg，静脉注射，速度每分钟不超过 50 mg。

（9）肌肉松弛剂：对抽搐无法控制而已出现明显呼吸抑制的患者，还可以使用肌肉松弛剂。需配合插管行人工呼吸，并停用对呼吸有抑制作用的抗癫痫药。如筒箭毒碱。

（10）其他：采用上述治疗措施 1 小时内癫痫持续状态仍不

能控制，则考虑全身麻醉（如乙醚全麻、低温全麻、硫喷妥钠、氟烷）或使用利多卡因 50～100 mg 静脉推注。如有效可再用利多卡因 50～100 mg 溶于 5% 葡萄糖 250 mL 中以每分钟 1～2 mg 速度滴注。

3）控制脑水肿

癫痫持续状态发作常伴发脑水肿，控制抽搐时应给予脱水剂，常用 20% 甘露醇或呋塞米静脉注射。如发现意识障碍进行性加重或抽搐停止后意识无好转，生命体征逐渐恶化，抽搐幅度变小变频，并逐渐变为去大脑强直，说明脑水肿继续加重，仍需加强脱水治疗。

4）注意水、电解质变化

及时抽血化验糖、钙、尿素氮及电解质，做相应处理。记录出入水量，控制进水量，保持水、电解质平衡。

5）防治原发病

癫痫状态的防治要注意治疗和纠正原发疾病，同时注意消除促发因素，服药要按时，不要突然停药和减药，生活要规律。

（三）癫痫间歇的治疗

癫痫患者在间歇期应定时服用抗癫痫药物。用药原则：①不间断地长期用药，直到完全控制发作两年以上，方可逐渐减量而至停药。②一般情况选用一种抗痫药，剂量要足够，如不能控制再增添第二种抗痫药。两种药物应用仍无效者，可更换一种或增大一种抗痫药量。③更换药物时一定要渐减原药量，渐添新药，且应在 1～2 周换毕。④掌握发作规律，安排用药时间和剂量，发作无一定规律者一般早上、午后、睡前各服 1 次，夜间发作者重点在睡前用药。经期发作者，经前数日即应加大剂量。

下列药物应依次选用，单用无效再联合用药：

1. 大发作

苯妥英钠：每日 3～8 mg/kg，分 3～4 次，口服；鲁米那：

3~6 mg/kg，分2~3次，口服；扑痫酮：12~25 mg/kg，分3~4次，口服；卡马西平：10 mg/kg，分3次，口服；丙戊酸钠：3~6岁每日0.4~0.6 g，6岁以上每日0.6~1.0 g；盐酸苯海索：6岁以下1 mg，每日3次，6岁以上2 mg，每日3次，睡前加服2 mg，不能完全控制者加至4 mg，每日3次；地西泮：0.5 mg/kg，分3~4次，口服。

2. 小发作

乙琥胺：6岁以下250 mg，每日2次，6岁以上250 mg，每日3次；苯琥胺：250~500 mg。每日2~3次；三甲双酮：6岁以下0.1~0.3 g，每日3次，6岁以上0.2~0.6 g，每日3次；丙戊酸钠、氯硝西泮：其作用比地西泮及硝西泮强5倍，体重30 kg以下儿童，开始为0.01~0.03 mg/kg，分2~3次口服，每3天增加不超过0.5 mg，至维持量每日0.1~0.2 mg/kg。

3. 局限性发作

用药同大发作。

4. 精神运动性发作

可选扑痫酮、卡马西平、苯妥英钠。

5. 植物性发作（间脑发作，腹型癫痫）

可用苯妥英钠、苯巴比妥、扑痫酮、乙酰唑胺、卡马西平等，其中首选苯妥英钠和苯巴比妥。

6. 婴儿痉挛症

首选肾上腺皮质激素（如ACTH、泼尼松、泼尼松龙、可的松），次选硝西泮、氯硝西泮，也可同时服用苯巴比妥或乙琥胺。在发病早期有人主张试用大剂量维生素 B_6，每日10~15 mg/kg，连用两周。在此不详述。

7. 混合性发作

一般需联合应用多种药物，方能控制发作。

运用抗癫痫药时应注意的问题：

（1）药物的选择需参照癫痫发作类型和治疗后的效果而定。用量一般自最低治疗量开始，逐渐调整剂量至能控制发作又不出现毒性反应为度。在儿科多数人主张先用苯巴比妥。尽量使用单一药物治疗；对混合型发作顽固的耐药病例需联合用药。

（2）药物的更换应逐渐过渡，更换期间可在原药上加用新药物，然后逐渐减少或停用原药物。突然换药或停药，均可导致癫痫持续状态，应予避免。

（3）凡原发性癫痫或继发性癫痫原因无法去除者，应进行有计划的、长期的药物治疗，一些继发性癫痫在病因治疗中或其后也需药物控制癫痫发作。颅内占位性病变所致的癫痫，在手术前后都需要进行一段时间的抗癫痫治疗。

（4）大发作和局限性发作在完全控制 2～5 年，小发作完全控制 1 年后，可考虑终止治疗。但停药必须通过缓慢减量，其过程在大发作和局限性发作不少于 1 年，在小发作不少于 6 个月。停药后若复发，则重新给药如前。精神运动性发作很少能完全控制，抑或有之，也须长期地维持较小剂量。

（5）用药期间除经常进行躯体及神经系统检查外，必须定期化验血常规及检查肾功能，以便及时发现中毒现象，并采取相应的措施。

六、护理

（一）一般护理

（1）出现先兆即刻卧床休息，抽搐发作时取侧卧位，伸颈、下颌向前。抽搐停止后，保证患者安静休息。必要时加床栏，以防坠床。

（2）保持呼吸道通畅，发作时迅速解开衣扣，松解裤带。将患者下颌托起，以防下颌脱位。放置牙垫，避免咬伤舌头，有假牙者应取出。严重抽搐时，不可强力阻止患者，以免肌肉扭伤和骨折。

（3）如有呼吸困难，给低流量氧气吸入。无自主呼吸者应做人工呼吸，必要时协助医生行气管切开。

（4）发作后患者尚有一时性意识障碍或出现精神症状，故应做好护理，以防意外发生。

（5）饮食以清淡为宜，少进钠盐。发作频繁不能进食者，给鼻饲流质饮食，每日供给热量 8.4～12.5 MJ。

（6）加强心理护理，解除患者思想顾虑，使之正确对待疾病，树立乐观情绪和治疗信心，积极配合治疗。

（二）病情观察与护理

（1）注意观察发作的先兆，抽搐发作期间，密切观察意识、瞳孔、面色、呼吸、脉搏、血压变化。观察记录抽搐的部位、顺序、持续及间歇时间，有无小便失禁、呕吐、外伤等。抽搐停止后，注意有无精神错乱、头痛等。出现癫痫持续状态应配合医生给予及时抢救与护理。静脉滴注抗癫痫药物，应随时根据病情调整速度，如静脉注射安米妥钠，一般以每分钟 0.1 g 的速度为宜，但需密切注意意识、瞳孔、呼吸、血压的变化。如瞳孔缩小、血压下降、昏迷加深、呼吸变浅，应及时通知医生考虑药物减量。如呼吸严重抑制，则按医嘱予以抢救药物如洛贝林等。

（2）防止脑水肿导致脑疝，保证脱水剂静脉快速滴注。按医嘱抽血做生化检验，避免碱性药物和液体输入量过多加重脑水肿。

（三）康复护理

（1）积极防治各种已知的致病因素，给予早期治疗，减少脑损伤。避免精神刺激，居室宜清静，保证充足的睡眠。癫痫患儿随时可发病，应避免单独过马路、游泳、骑自行车等。

（2）服药期间，不能随意停药、更换药物或减少药物剂量。

（3）间歇发作者可正常工作和学习，生活应有规律，忌用烟酒，不要登高、游泳或到炉旁等危险地方。

第二节　偏头痛

偏头痛是一种反复发作的以严重头痛为特征的慢性疾病，通常为单侧、搏动性头痛，经常伴有恶心、呕吐、畏光、畏声等一系列症状。偏头痛是人类最常见的疾病之一，大约10%的人患有偏头痛。美国的一项偏头痛调查结果显示，偏头痛一年的患病率为10%～12%，其中25%的女性每月有4次或更多的严重发作。该病发病年龄以20～45岁多见，45%的患者在儿童和青春期起病，但1～12岁的儿童发病并不少见，首次发病在10岁以下者占25%。男孩发病年龄小于女孩。

一、病因和发病机制

尚未完全明了，可能与下列因素有关：

（一）遗传

约60%的偏头痛患者有家族史，其亲属出现偏头痛的危险是一般人群的3～6倍，家族性偏头痛患者尚未发现一致的孟德尔遗传模式，反映了不同外显率及多基因遗传特征与环境因素的相互作用。家族性偏瘫型偏头痛是明确的有高度遗传外显率的常染色体显性遗传，已定位19p13（与脑部表达的电压门P/Q钙通道基因错义突变有关）、1q21和1q31等三个疾病基因位点。

（二）内分泌与代谢因素

女性较男性易患偏头痛，偏头痛常始于青春期，月经期发作加频，妊娠期或绝经后发作减少或停止。此外，5-羟色胺

（5－HT）、去甲肾上腺素、P 物质和花生四烯酸等代谢异常也可影响偏头痛的发生。

（三）饮食与精神因素

偏头痛发作可由某些食物诱发，如含酪胺的奶酪，含亚硝酸盐防腐剂的肉类如熏肉，含苯乙胺的巧克力，红酒及葡萄酒，食品添加剂如谷氨酸钠（味精）等。禁食、紧张、情绪、月经、强光和药物（如口服避孕药、血管扩张剂如硝酸甘油）等也可诱发。

偏头痛的发作过程先是由于颈内动脉收缩，出现先兆；继之颅外动脉扩张出现头痛。引起这个过程的机制至今尚未阐明，研究认为是多因素的。在本病的发生过程中存在着血小板高度的激活和释放反应。发作时血小板内单胺氧化酶活性降低，花生四烯酸代谢增强，其具有强烈缩血管作用的代谢产物血栓烷 A_2 增加；具有维持颅内外动脉张力性收缩的 5－羟色胺迅速分解，而引起颅内血管的扩张；血小板内钙含量明显升高。研究表明 α 血小板颗粒膜蛋白 140 能促进这一反应，加重了血小板舒缩功能障碍。

近年发现血镁缺乏、血浆降钙素基因相关肽显著升高与偏头痛密切相关。前者通过镁盐治疗效果满意，从而提出偏头痛是中枢神经元过度兴奋状态可能对镁有依赖的定义。后者在三叉神经中含量最丰富，是强烈的舒血管物质，因而有人提出三叉神经血管反射假说，认为某种因素激活了脑血管周围的三叉神经末梢，释放某些神经肽，使脑膜血管过度舒张，并产生无菌性炎症，而致头痛等临床症状。

二、护理评估

（一）临床表现

女性多于男性，发病多在青年或成人早期。发作频率不定，多有家族史。

1. 典型偏头痛

此型占全部偏头痛的 15% ~ 18%，视觉先兆最为常见，表现为亮光、暗点、异彩、黑蒙、偏盲等。先兆多于头痛前 1 小时内发生，可持续 5 ~ 60 分钟。先兆消失后出现剧烈头痛，约 2/3 的患者头痛位于一侧，1/3 的患者头痛位于两侧或左右交替。头痛为搏动性或钻痛，常伴有恶心、呕吐、畏食等。患者面色苍白、精神萎靡、畏光、畏声。头痛一般持续数小时至十余小时，进入睡眠后消失。

2. 普通型偏头痛

此型约占偏头痛的 80%。70% 的患者有头痛家族史，先兆不明显，在头痛发作前数日或数小时可有胃肠道不适和情绪改变。头痛进行的方式同典型偏头痛，左右不定，也有一开始即为双侧头痛，持续时间较上一型长，一般持续 1 ~ 3 日。

3. 特殊类型偏头痛

（1）眼肌瘫痪型偏头痛和偏瘫型偏头痛：青年多见，头痛发作开始或发作后出现眼肌瘫痪或轻偏瘫，持续时间可短暂，可较长。对这类患者应进行全面检查，排除动脉瘤等。

（2）基底动脉型偏头痛：青年女性多见，与经期有显著关系。先兆症状包括双侧视觉障碍（闪光、暗点、双侧视物模糊或全盲）、眩晕、呐吃、口周和两上肢麻木或感觉异常，双侧耳鸣和双侧共济失调。也可有嗜睡状态和跌倒发作。先兆期平均持续 20 ~ 30 分钟。继而发生的头痛主要在枕部，向后颈部放射，也常伴有恶心、呕吐。头痛持续数小时至 1 天，在睡眠后缓解。多次发作后，偶然导致基底动脉或大脑动脉血栓形成。

（3）腹痛型偏头痛：该类型较少见。表现为周期性上腹部疼痛，头痛很轻或无，常伴有寒战、面色苍白、出汗、恶心、呕吐等，持续数小时或长达 2 天。多见于儿童。

（二）实验室及其他检查

1. 脑电图

有的患者出现轻度的额部慢波见于发作期及发作间期，其余脑电图无异常，发作过程中可有明显的脑电图的变化，发作性放电在偏头痛时可出现。偏头痛的患者在前驱期枕叶有明显的不规则低电压慢活动，与闪烁—盲点的产生区相一致，随着视觉症状消失和头痛开始，几分钟内脑电图恢复正常。

2. 头颅 CT

对于某些丛集性头痛、严重和复杂偏头痛患者，CT 可显示脑萎缩、脑梗死或脑实质低密度改变。对偏头痛患者检查有神经系统阳性体征，怀疑有颅内占位性病变者，必须做 CT 检查。

3. 脑血流量

经单光子发射型计算机断层显像（SPECT）测定，在偏头痛的先兆期，可见脑血流减少，无先兆者血流无改变。头痛期脑血流增加，但有些患者脑血流仍继续下降。

（三）诊断

根据长期反复发作史，每次发作性质相似，伴有显著的自主神经症状，神经系统检查无异常，即可诊断。国际头痛协会提出的偏头痛的诊断标准见表 9－1。

表9-1　偏头痛的诊断标准

普通型偏头痛

1. 头痛持续4~72小时（未治疗或治疗无效）
2. 头痛至少具有下列2个特征
   （1）单侧性
   （2）搏动性
   （3）中至重度头痛（影响日常生活）
   （4）上楼或其他类似的日常活动可使头痛加重
3. 至少有下列一项
   （1）恶心和/或呕吐
   （2）畏光、畏声
4. 至少有下列之一
   （1）病史或神经系统体检显示头痛为非继发性
   （2）病史或神经系统体检显示头痛为继发性，但被以后的检查所否定
   （3）有继发性头痛，但首次偏头痛发作与引起继发性头痛的疾病在时间上无关
5. 上述头痛发作5次以上

典型偏头痛

1. 有下列4项中的3项
   （1）有≥1种的先兆，其症状提示局限性大脑皮质和/或脑干功能障碍
   （2）至少有1种先兆逐渐出现，超过4分钟或多种先兆依次出现
   （3）先兆持续时间不超过60分钟，如有一种以上先兆，持续时间可按比例延长
   （4）先兆后头痛与先兆间隔不定，少于60分钟
2. 至少有符合1的发作2次以上
3. 至少有下列之一
   （1）病史，包括神经系统体检显示非继发性头痛
   （2）病史和神经系统检查显示为继发性头痛，后被否定
   （3）有继发性头痛，但首次偏头痛发作与引起继发性头痛的疾病在时间上无关

（四）鉴别诊断

1. 紧张型头痛

紧张型头痛以往曾称为肌收缩性头痛、精神肌肉性头痛、普通性头痛及功能性头痛。临床特点如下：

（1）头痛部位：头痛部位大多数位于双侧颞侧、额顶、枕部及/或全头部，可扩散至颈、肩、背部。

（2）头痛性质及程度：头痛呈压迫束带感、麻木、胀痛、钝痛；轻、中度，虽有时可影响日常生活，但很少因痛而卧床不起。

（3）头痛持续时间：可呈发作性或持续性，常伴整日头痛。

（4）伴随症状：可因头痛、焦虑而失眠；很少伴恶心、呕吐，畏光、畏声。

（5）诱因：可因疲劳而加重。一般认为引起紧张型头痛的主要原因是长期精神过度紧张与疲劳、焦虑、抑郁或强烈刺激引起的高级神经活动紊乱。长期精神紧张、焦虑还可引起颈肌处于收缩状态，引起疼痛与压痛。紧张型头痛为神经内科门诊头痛患者中最常见的一种类型。

2. 丛集性头痛

丛集性头痛曾被称为组胺性头痛。发病年龄在 20～30 岁，很少在 10 岁前发病。男性多于女性，男女之比为 6:1。

（1）头痛部位：在丛集期，每次发作绝大多数患者的疼痛总是在同一侧。源于眼眶，扩展到同侧前额及颞侧，也可扩展到面、下颌、颈、肩。

（2）头痛性质及程度：头痛呈深部钻痛、爆裂样、刀剜样疼痛。其程度远较偏头痛剧烈。患者往往辗转不安，来回走动，敲打疼痛部位，甚至以头撞墙。与偏头痛患者喜静卧卧室、不敢活动完全相反。

（3）头痛发作方式与持续时间：发作突然，无前驱症或前兆症状。持续 15～180 分钟，一般 30～120 分钟。常在发作开始 2～15 分钟达高峰。

（4）发作频度与周期：发作频度从隔日 1 次至每日发作数次。一般为每日发作 1 或 2 次。发作常可很有规律的在同一时间出现。约半数患者的发作发生在夜间，常在睡眠后 1 小时发作，常因剧痛而惊醒。丛集期通常持续 2 周至 3 个月，间歇期一般为

6～18个月。

（5）伴随症状：病侧面部潮红、结膜充血、流泪、鼻塞、流涕、出汗、眼睑水肿，约10%的患者可出现瞳孔缩小，伴或不伴眼裂变窄。

（6）诱因：丛集期，头痛可被酒、硝酸甘油、组胺等诱发，此外精神紧张、疲劳、温度剧变、某种食物也可诱发，其中以乙醇和精神紧张最为常见。

三、治疗

包括急性发作的对症治疗和预防性治疗。

（一）急性发作的对症治疗

对症治疗包括止痛药、镇静剂和抗焦虑剂。

1. 止痛药配合镇静剂

轻的发作或发作的晚期，用止痛药配合镇静剂有效。轻、钝痛者可用阿司匹林（0.3～0.6 g）或非那西丁和咖啡因（50 mg），有效。中度头痛，当因恶心、呕吐而不能用酒石酸麦角胺时，可用可待因磷酸盐（60 mg）。对不能用酒石酸麦角胺或应用无效者，尤其是已持续了数小时的严重发作者，需用哌替啶，但需经常注意其成瘾问题。也可用非类固醇抗感染镇痛剂，如甲灭酸、氟灭酸及托灭酸等，其疗效好，且可止吐，似胜过麦角胺。当一般镇痛剂无效时，即应改用灭酸类药物。

2. 麦角胺制剂

麦角胺可直接收缩脑血管，减少动脉搏动的幅度，因而能缓解偏头痛，尤其本病的初期及先兆期投药，效果显著，有效率可达80%。用法：每次口服1～2 mg，以后每30分钟增加1 mg，每日总量不应超过6 mg，老年人应慎用。一般1小时内剂量可达4 mg，但10～14天不得重复。据报道，麦角胺与咖啡因合用，可使收缩血管作用加强，增加疗效，当偏头痛发作开始时，可服麦角胺咖啡因片剂 1~2 片，如 30 分钟后无效，可重复使用，但每日用药不得超过 6 片，1 周总量不超过 12 片。对伴有颅外动脉收缩者，本品可加强这种收缩，从而诱发偏头痛的发作。长期服用麦角胺制剂可引起中毒，导致静脉血栓或血管坏疽、手脚麻木、雷诺病、恶心、呕吐等，偶有变态反应。高血压、心绞痛、心肌梗死、局部缺血性心脏病，以及闭塞性血管疾病、青光眼、消化性溃疡、甲状腺功能亢进、肝肾疾患和孕妇等忌用。

3. 曲普坦类

如琥珀酸舒马普坦（尤舒）25~50 mg 口服，或 6 mg 皮下注射；佐米普坦 2.5~5.0 mg 口服。不良反应包括恶心、呕吐、心悸、烦躁和焦虑等。

4. 镇静药

如苯二氮䓬类可促使患者镇静和入睡。麻醉止痛剂如哌替啶 100 mg 肌内注射对确诊偏头痛患者有效，妊娠期偏头痛只能用阿片类制剂，如哌替啶 100~150 mg 口服，因其他种类药物会增加胎儿畸形风险或引起妊娠并发症。

5. 利多卡因

头痛发作时，让患者取平卧位，头后仰 40°，向头痛侧转 30°~40°，以 4% 利多卡因 1 mL 缓慢滴入头痛同侧鼻孔中，头部保持上述姿态数分钟，若给药 3 分钟头痛未完全缓解，则可重复给药 1 次。如鼻充血，则可滴入数滴 0.5% 去甲肾上腺素溶液，数分钟后重复滴入利多卡因。

6. 泼尼松

泼尼松 10 mg，每日 3 次，发作停止后停服。临床多与他药合用。

7. 654-2

目前主张与碳酸氢钠合用，疗效显著。合用的剂量为：成人

5%碳酸氢钠注射液 60 mL，654－2 注射液 10mg，静脉缓注。8~12岁儿童减半量，5 天为 1 个疗程，间隔半个月再行第 2 个疗程。少数患者注射后有明显口干和视物模糊，30 分钟后可自行消失，青光眼及眼底出血者禁用。

8. 罂粟碱

国外有人用血管扩张剂罂粟碱防治丛集型偏头痛，150 mg，每日 2 次，有较好疗效。

9. 氯苯那敏（扑尔敏）

文献报道用氯苯那敏每次 8 mg，每 6 小时 1 次口服，治愈 10 例曾用阿司匹林、吲哚美辛、苯噻啶、普萘洛尔和麦角胺咖啡因等治疗无效的丛集型偏头痛，可能与氯苯那敏同组胺竞争受体，降低患侧头皮动脉壁对组胺的敏感性，阻断组胺对患侧头皮动脉壁的致痛作用有关。

10. 氯丙嗪

氯丙嗪为多巴胺拮抗剂，可用于治疗偏头痛。氯丙嗪 6.25~12.5 mg加入 5% 葡萄糖，输液管下段输入，12~15 分钟可重复，至头痛或血压下降止。

11. 碳酸锂

国外有人用该药治疗 32 例对常规治疗无效的慢性丛集型偏头痛患者，每次 300 mg，每日 3 次。结果 27 例有效，4 例因不良反应停药。碳酸锂不良反应多，故要求在服药首月每周 1 次，以后每月 1 次监测血锂，使之控制在 0.6 mmol/L 以下。

12. 藻酸双酯钠（PSS）

动眼神经麻痹偏头痛，发病机制颇为复杂，常有颅内血管畸形。文献报道用 PSS 静脉滴注治疗 3 例，剂量 0.1 g，溶于 5% 葡萄糖中缓慢静脉滴注，每分钟 30 滴，每日 1 次，共20 天后均痊愈，随访 2 年均未复发。

13. 速效救心丸

本品是治疗冠心病、心绞痛之成药，具有芳香温通、活血止痛之功效。头痛发作时，口服速效救心丸 15~20 粒为突击给药，头痛间歇期每次口服 8 粒，为预防给药。一般头痛发作时服药，疼痛可明显减轻。有的患者头痛剧烈难忍，服药后 5 分钟内疼痛减轻，10 分钟内疼痛停止。头痛间歇期服药可延长发作周期，如有发作先兆时服药有明显预防作用。

14. 泰必利

文献报道泰必利 100 mg，每日 3 次，2 周为一疗程。治疗典型偏头痛 25 例，68% 有效。

15. 丙咪嗪和阿米替林

两种药为三环类抗抑郁药，对伴有抑郁症状或肌肉收缩性偏头痛有效。剂量：10~25 mg，每日 3 次。

16. 可乐定

常用剂量为 27~75 μg，每日 2 次，有效率 25%~65%。对由含酪胺的食物诱发的偏头痛很有效，尤适用于并发高血压、动脉硬化的偏头痛患者。不良反应有口干和嗜睡，偶有无力、心动过缓和体位性低血压。

17. 樟柳碱

能阻滞外周胆碱能神经，松弛平滑肌，调节血管舒缩，还能抑制大脑皮质提高痛觉阈。80 例偏头痛在发作期或先兆期静脉给药后，多数病例 10 分钟内终止或免除发作。用法：每次 2~6 mg，加入 50% 葡萄糖注射液 40 mL 缓慢静脉推注。不良反应有头昏、远视、口干等，青光眼及出血性疾病患者禁用。

18. 吸氧

偶尔吸入纯氧对偏头痛急性发作有效，可能是与吸入纯氧使血流减慢有关。

19. 英明格

发作极期首选英明格 12 mg 皮下注射或口服 100~200 mg。

除药物治疗外，下列物理疗法有助于头痛的缓解：①冰袋疗法：将盛有冰的袋子或杯子置于痛侧颞部或头痛明显处；②用有弹性的带子压迫头痛明显处。

（二）预防治疗

1. β受体阻滞剂

（1）普萘洛尔：目前认为普萘洛尔是防治偏头痛的首选药物，它既能减轻偏头痛患者发作次数及疼痛程度，也能减轻恶心、呕吐、嗜睡等症状，且不良反应小，可长期服用。剂量：20 mg，每日 4 次，1 周后逐渐增加剂量。

（2）纳多洛尔：预防偏头痛的作用超过普萘洛尔和阿替洛尔，每日 4~8 mg，顿服。

（3）美托洛尔：50 mg，每日 2 次，预防偏头痛发作有效。本类制剂适用于禁用麦角胺类并伴有严重高血压、心绞痛或甲亢的偏头痛患者，哮喘、心脏传导阻滞、胰岛素依赖型糖尿病等禁用本类药物。

2. 血小板聚集阻抗剂

本类药物可使前列腺素合成酶失活而抑制血小板凝集，可预防偏头痛。常用的有阿司匹林、阿司匹林联合双嘧达莫、吲哚美辛加谷维素等。

3. 5-羟色胺拮抗剂

（1）赛庚啶：用于本病及血管紧张性头痛的预防和治疗。开始每日 6 mg，以后可每日增 2 mg，逐渐达到每日 12~24 mg，个别可达每日 32 mg，6 个月为 1 个疗程，一般 2 周内见效。预防用药可在服后 30 分钟发挥作用，用足 1 个疗程后停药 3~4 周再开始第 2 个疗程。

（2）苯噻啶：可稳定 5-HT 含量波动时的血管收缩功能，

使之不受干扰而预防偏头痛。剂量：每日 1.5～3 mg，分 3 次饭后服，10～20 天显效。

4. 钙拮抗剂

（1）硝苯地平：能缓解脑血管痉挛，明显减少偏头痛发作的频度和严重性。

（2）维拉帕米：维拉帕米有阻滞血小板释放 5 - 羟色胺、抑制血小板聚集和动脉痉挛的作用，故可有效地预防偏头痛的发作。一般每日 80 mg，每日 4 次。

（3）氟桂利嗪：10 mg，每晚 1 次，治疗时间 1～3 个月。报道用其治疗偏头痛 32 例，结果治疗前后头痛单位指数有非常显著性差异，发作频率有明显改善。该药不良反应少，是治疗和预防偏头痛的一种良好药物。

（4）尼莫地平：40 mg，每日 3 次。本品为选择性扩张脑血管的强效钙拮抗剂，对正常或缺血的脑动脉均有扩张作用，是目前预防偏头痛发作的理想药物，服后 69% 的患者偏头痛发作频率和时间减少一半以上，不过一旦发作，头痛程度无明显减轻。

（5）硫氮䓬酮：文献报道采用该药（每次 60～90 mg，每日 4 次）和纳多洛尔（β 受体阻滞剂，每日 40～160 mg）分别治疗顽固性偏头痛 8 周，结果硫氮䓬酮组头痛症状明显缓解，而纳多洛尔组无明显改善。

（三）手术治疗

文献报道经长期药物治疗无效的偏头痛，采用手术治疗可收到较好的效果。方法：局麻，在偏侧耳前、颞弓上做 5～7 cm 皮肤直切口，找出颞浅动脉主干及耳颞神经，切除一段颞浅动脉主干及颞或额部分支的一部分，长约 4 cm，结扎其断端。切除耳颞神经约 3 cm，在颞弓上横向部分切断颞肌直达骨膜，压迫止血后缝合切口，术后 5～6 天拆线。

四、护理

（一）一般护理

（1）避免过度疲劳和精神紧张，保持安静休息。运动使血液中氧消耗增加，促进循环并使血管扩张，可引起和加重血管性头痛。长时间的读书、裁缝、编织、书写等工作，使头颈部和肩胛部的肌肉负担增加，可引起或加重紧张性头痛，故休息对于缓解头痛大有益处。剧烈头痛者可卧床休息；轻度头痛者可适当休息；脑血管病、颅内疾病患者应绝对卧床休息；青光眼、屈光不正等应注意眼的休息。

（2）注意姿势、枕头的合理调整。采取头部低卧位可改善脑血液循环，使因缺血引起的脑血管收缩得以扩张，缓解头痛。若是由于颅内压升高引起的头痛，则应把头部及肩部抬高 15°～20°为宜，并减少活动以降低颅内压力。腰椎穿刺后头痛应去枕平卧，也可将床尾抬高，待症状缓解后再取一般平卧位。因鼻窦炎引起的头痛，应取半坐位，以利鼻腔分泌物的排出。

（3）保持室内安静，光线不宜过强。肝火头痛者，可用冷毛巾敷头部；风寒头痛剧烈者，可用盐炒附子包在纱布内，频擦痛处，外出时戴帽，避免风寒外袭。

（4）保持情绪舒畅，避免精神刺激，适当调剂休息时间。加强锻炼，生活规律，起居有常，增强体质，抵御外邪侵袭。

（5）颅内高压引起的头痛，应严格限制摄水量，包括口服液和静脉补液。颅内低压所致头痛可多饮水，以增加颅内压，减轻头痛。

（6）血管性头痛剧烈时应冷敷，使血管收缩，提高痛阈。由紧张、不安引起的肌肉收缩性头痛可用热敷法得以缓解。

（7）做好心理护理，关怀、体贴患者，帮助患者改正个性上的弱点、缺点（如个性内向、遇事紧张、急躁、焦虑）。

（二）病情观察与护理

（1）应注意观察头痛的部位、性质、发生的急缓、程度、发生的时间和持续的时间、与体位的关系；注意头痛的前驱症状和伴随症状，激发、加重和缓解头痛的因素；注意患者的神志、意识、情绪，瞳孔大小、呼吸、脉搏、体温及血压；注意观察头痛治疗、护理效果。

（2）头痛严重时，应遵医嘱给予止痛剂，但要避免镇痛药物的长期连续使用，尤其慢性头痛长期给药，易引起药物的依赖性。对于常用的止痛药物还要注意其他不良反应，如胃肠道反应、凝血障碍、过敏反应、水杨酸反应等。

（3）对颅内高压使用甘露醇或山梨醇时，注意滴入速度要快，宜加压输入，一般 250 mL 溶液在 30 分钟内滴完；在用药过程中要随时观察，以免压力过高使空气进入血管；注射部位药液不得外渗，以免引起局部组织坏死；对于慢性心功能不全的患者，由于增加循环血量和心脏负荷，故应慎用。

五、健康指导

（1）合理安排工作、休息，不应过度疲劳，保证睡眠充足。

（2）注意保持精神安定，适当参加娱乐及体育活动。

（3）指导患者进行自我病情监测，如头痛的性质、部位、程度、持续时间、前驱症状、伴随症状等，能主动向医务人员报告。

（4）向患者说明护理措施中减轻头痛的各项疗法的必要性，并指导患者积极参与和配合各种治疗。

（5）对头痛的各种检查、用药等给予详细耐心地解释，尤其是所用药物的药名、用法、常见不良反应以及预防发生不良反应的有关措施，使患者主动配合。

第十章　颅内肿瘤

颅内肿瘤是指颅内正常组织或胚胎残留组织出现无限制的增生而形成的肿瘤组织。可分为源于颅内各种组织的原发性肿瘤和由身体他处转移到颅内的继发性肿瘤两大类。颅内肿瘤有很多种，以胶质细胞瘤最为常见，其次常见的在成人为脑膜瘤、垂体瘤、听神经瘤，在小儿为颅咽管瘤、畸胎瘤。胆脂瘤、脊索瘤虽起源于胚胎残留组织，但于成年后发病者多。颅内的继发性肿瘤或转移性肿瘤主要见于老年。常见的转移性肿瘤为肺癌、乳腺癌、消化道癌、肾癌、黑色素瘤，多位于灰白质交界处，多经血行播散而来，单发和多发各占半数，大部分分布于双侧大脑半球。位于小脑幕以上的肿瘤总称为幕上肿瘤，位于小脑幕以下的肿瘤称为幕下肿瘤。成人的颅内肿瘤以幕上者为多，而 12 岁以下的儿童以幕下者为多。其发病率为 3.2 ~ 3.4/（10 万人·年）。

一、2021 版 WHO 中枢神经系统肿瘤完整分类

胶质瘤，胶质神经元肿瘤和神经元肿瘤

 成人型弥漫性胶质瘤

  呈形细胞瘤，IDH 突变型

  少突胶质细胞瘤，IDH 突变伴 1p/19q 联合缺失型

  胶质母细胞，IDH 野生型

 儿童型弥漫性低级别胶质瘤

  弥漫性星形细胞瘤，伴 MYB 或 MYBLI 改变

  血管中心型胶质瘤

  青少年多形性低级别神经上皮肿瘤

  弥漫性低级别胶质瘤，伴 MAPK 信号通路改变

 儿童型弥漫性高级别胶质瘤

  弥漫性中线胶质瘤，伴 H3K27 改变

  弥漫性半球胶质瘤，H3G34 突变型

弥漫性儿童型高级别胶质瘤，H3IDH 野生型

婴儿型半球胶质瘤

局限性星形细胞胶质瘤

毛细胞型星形细胞瘤

具有毛样特征的高级别星形细胞瘤

多形性黄色形细胞瘤

室管膜下巨细胞星形细胞瘤

脊索样胶质瘤

星形母细胞瘤，伴 MNI 改变

胶质神经元和神经元肿瘤

节细胞胶质瘤

婴儿促纤维增生型节细胞胶质瘤/婴儿促纤维增生型星形细胞瘤

胚胎发育不良性神经上皮肿瘤

具有少突胶质细胞瘤样特征及簇状核的弥漫性胶质神经元肿瘤

乳头状胶质神经元肿瘤

形成菊形团的胶质神经元肿瘤

黏液样胶质神经元肿瘤

弥漫性软脑膜胶质神经元肿瘤

节细胞瘤

多结节及空泡状神经元肿瘤

小脑发育不良性节细胞瘤（Lhermitte – Duclos 病）

中枢神经细胞瘤

脑室外神经细胞瘤

小脑脂肪神经细胞瘤

室管膜肿瘤

幕上室管膜瘤

幕上室管膜瘤，ZFTA 融合阳性

幕上室管膜瘤，YAPI 融合阳性

后颅窝室管膜瘤

后颅窝室管膜瘤，PFA 组

后颅窝室管膜瘤

脊髓室管膜瘤，伴 MYCN 组

黏液乳头型室管膜瘤

室管膜下瘤

脉络丛肿瘤

脉络丛乳头状瘤

不典型脉络丛乳头状瘤

脉络丛癌

胚胎性肿瘤

髓母细胞瘤

髓母细胞瘤分子分型

髓母细胞瘤，WNT 活化型

髓母细胞瘤，SHH 活化/TP53 野生型

髓母细胞瘤，SHH 活化/TP53 突变型

髓母细胞瘤，非 WNT/非 SHH 活化型

髓母细胞瘤组织学分型

其他类型的中枢神经系统胚胎性肿瘤

非典型畸胎样/横纹肌样肿瘤

筛状神经上皮肿瘤

作多层菊形团的胚胎性肿瘤

CNS 神经母细胞瘤，FOXR2 激活型

伴 BCOR 内部串联重复的 CNS

CNS 胚胎性肿瘤

松果体肿瘤

松果体细胞瘤

　中分化松果体实质瘤

　松果体母细胞瘤

　松果体区乳头状肿瘤

　松果体区促纤维增生型黏液样肿瘤，SMARCBI 突变型

颅神经和椎旁神经肿瘤

　神经鞘瘤

　神经纤维瘤

　神经束膜瘤

　混合型神经鞘瘤

　恶性黑色素性神经鞘瘤

　恶性外周神经鞘瘤

　副神经节瘤

脑（脊）膜瘤

　脑（脊）膜瘤

间叶性非脑膜上皮来源的肿瘤

　软组织肿瘤

　　纤维母细胞和肌纤维母细胞来源的肿瘤

　　　孤立性纤维性肿瘤

　　血管来源的肿瘤

　　　血管瘤和血管畸形

　　　血管母细胞瘤

　　横纹肌来源的肿瘤

　　　横纹肌肉瘤

　　尚未明确的分类

　　　颅内间叶性肿瘤，FET – CREB 融合阳性

　　　伴 CIC 重排的肉瘤

　　　颅内原发性肉瘤，DICERI 突变型

尤文氏肉瘤

软骨及骨肿瘤

成软骨性肿瘤

间叶性软骨肉瘤

软骨肉瘤

脊索肿瘤

脊索瘤（包含差分化型脊索瘤）

黑色素细胞肿瘤

弥漫性脑膜黑色素细胞肿瘤

脑膜黑色素细胞增多症和脑膜黑色素瘤病

局限性脑膜黑色素细胞肿瘤

脑膜黑色素细胞瘤和脑膜恶性黑色素瘤

淋巴和造血系统肿瘤

淋巴瘤

CNS 淋巴瘤

CNS 原发性弥漫性大 B 细胞淋巴瘤

免疫缺陷相关的 CNS 淋巴瘤

淋巴瘤样肉芽肿

血管内大 B 细胞淋巴瘤

CNS 各种罕见淋巴瘤

硬脑膜 MALT 淋巴瘤

CNS 的其他低级别 B 细胞淋巴瘤

间变性大细胞淋巴瘤（ALK + / ALK – ）

T 细胞或 NK/T 细胞淋巴瘤

组织细胞肿瘤

Erdheim – Chester 病

Rosai – Dorfman 病

幼年性黄色肉芽肿

朗格汉斯细胞组织细胞增生症

组织细胞肉瘤

生殖细胞肿瘤

成熟型畸胎瘤

未成熟型畸胎瘤

畸胎瘤伴体细胞恶变

生殖瘤伴体细胞恶变

生殖细胞瘤

胚胎性癌

卵黄囊瘤

绒毛膜癌

混合性生殖细胞肿瘤

鞍区肿瘤

造釉细胞型颅咽管瘤

乳头型颅咽管瘤

垂体细胞瘤，鞍区颗粒细胞瘤和梭形细胞嗜酸细胞瘤

垂体腺瘤/PitNET

垂体母细胞瘤

CNS 的转性肿瘤

脑和脊髓实质的转移性肿瘤

脑膜的转移性肿瘤

缩略词：CNS，中枢神经系统；IDH，异柠檬酸脱氢酶；NK，自然杀伤细胞；PitNET，垂体神经内分泌肿瘤；SHH，sonic hedge-hog。

二、分期

UICC 恶性肿瘤 TNM 分类与分期如下。

（一）分类规则

本分类适用于所有脑肿瘤。必须经肿瘤的组织学证实。起源位置分类不适用于脑肿瘤。确定 T 和 M 的分级依靠体格检查和影像学检查。

（二）TM 临床分类

T：原发肿瘤。

T_X：不能确定原发肿瘤。

T_0：无原发肿瘤的证据。

1. 幕上肿瘤

T_1：肿瘤最大径≤5 cm，局限在一侧。

T_2：肿瘤最大径>5 cm，局限在一侧。

T_3：肿瘤侵犯或侵占脑室系统。

T_4：肿瘤超越脑中线，侵犯对侧脑半球或侵犯幕下。

2. 幕下肿瘤

T_1：肿瘤最大径≤3 cm，局限在一侧。

T_2：肿瘤最大径>3 cm，局限在一侧。

T_3：肿瘤侵犯或侵占脑室系统。

T_4：肿瘤越过脑中线，侵犯对侧半球或侵犯幕上。

T：远处转移。

T_X：不能确定远处转移的存在。

M_0：无远处转移。

M_1：远处转移。

（三）G 组织病理学分级

G_X：不能确定分化程度。

G_1：高分化。

G_2：中度分化。

G_3：低分化。

G_4：未分化。

（四）临床分期

I_A：$G_1 T_1 M_0$。

I_B：$G_1 T_{2\sim3} M_0$。

II_A：$G_2 T_1 M_0$。

II_B：$G_2 T_{2\sim3} M_0$。

III_A：$G_3 T_1 M_0$。

III_B：$G_3 T_{2\sim3} M_0$。

IV：$G_{1\sim3} T_4 M_0$。

　　G_4 任何 TM_0。

　　任何 G 任何 TM_1。

三、护理评估

（一）临床表现

1. 颅内压增高症状

颅内压增高的发生取决于以下因素。①肿瘤生长的速度：如肿瘤生长迅速，在很短期内就占领了较大的空间，使生理调节跟不上恶化的形势，症状就很快出现，如恶性肿瘤，或虽为良性肿瘤，但肿瘤内发生了出血或囊变。②肿瘤的部位：颅后凹及中线的肿瘤，很容易引起静脉窦回流障碍和脑脊液循环通路阻塞，造成脑脊液的淤积，会较早出现颅内压增高的症状。③肿瘤的性质：发展迅速的恶性肿瘤，因都伴有明显的脑水肿，故早期常出现颅内压增高的症状。颅内压增高的症状表现为：

1）头痛

开始时为间歇性，以早晨及夜间明显，多在额部、后枕及双颞部，以后头痛逐渐加重，呈持续性。咳嗽、用力等动作可加剧头痛，小儿和老年患者头痛常不明显，只诉眩晕。

2）呕吐

剧烈头痛时常伴恶心、呕吐，呈喷射性，幕下肿瘤出现呕吐比幕上早。儿童患者可只有反复发作的呕吐，为其唯一症状。

3）眼底和视力变化

可见双侧视盘水肿，是颅内压增高的最重要体征，幕下及中线部位肿瘤较早出现。幕上良性肿瘤则出现较晚，甚至不出现。视盘水肿早期无视觉障碍，头痛剧烈时可出现一时性黑蒙。晚期因继发性视神经萎缩，可有视力减退，甚至失明。

4）复视和眼球运动障碍

颅内压增高时，因展神经在颅底行程较长，容易受压或牵拉所致。常为双侧展神经麻痹，也可一侧展神经麻痹，导致眼球外展障碍。

5）精神症状

慢性颅内压增高可有反应迟钝、情感淡漠等。急性颅内压增高或脑疝时，意识水平逐渐下降至昏迷，或突然意识丧失。

6）癫痫发作

颅内肿瘤患者可出现部分性或全面性癫痫发作，与肿瘤生长的部位、性质和是否伴颅内高压有关。

7）脑疝

颅内压增高可导致脑组织向压力相对较低的部位移位，形成脑疝，常见者有3种。

（1）小脑幕切迹疝：通常由一侧大脑半球占位性病变所致颞叶海马沟回疝入小脑幕切迹孔，压迫同侧动眼神经，早期为同侧瞳孔扩大，同时伴有进行性意识障碍。

（2）枕骨大孔疝：主要见于颅后窝占位病变，此时小脑扁桃体疝入枕骨大孔，延髓受压，出现突然昏迷、呼吸停止、双瞳孔散大。

（3）大脑镰下疝：多见于大脑半球前部的肿瘤，肿瘤将扣带回从大脑镰下挤入对侧，胼胝体受压向下移位。同侧或双侧大脑前动脉的胼周动脉受压和大脑镰压迫导致循环障碍，表现为一侧或双侧下肢不全瘫。

2. 局灶症状及体征

若颅内肿瘤位于脑重要功能区及其附近，由于压迫或破坏，导致神经功能缺失，这时诊断定位有重要意义。

（1）大脑半球肿瘤：破坏性病灶者出现偏瘫、失语、肢体感觉障碍或精神障碍；刺激性病灶者出现癫痫发作、幻嗅、幻视等症状。非功能区肿瘤通常无上述症状。

（2）小脑半球肿瘤：可引起眼球水平震颤、病侧共济失调、肌张力低下等，小脑蚓部肿瘤可引起躯干性共济失调，小脑半球肿瘤则出现同侧肢体共济失调。

（3）脑桥小脑三角：以听神经瘤最常见。早期为病侧耳鸣和进行性听力减退。逐渐出现同侧第Ⅴ、第Ⅶ颅神经功能障碍和小脑症状。晚期可有舌咽和迷走神经受累。

（4）脑干肿瘤：产生交叉性感觉和（或）运动障碍。即病变侧出现颅神经受损，而病变对侧出现中枢性瘫痪。

（5）第Ⅲ脑室邻近病变：定位体征较少，主要表现是颅内压增高症状。影响下视丘时可出现睡眠障碍、体温异常、尿崩症和肥胖等。

（6）蝶鞍区肿瘤：主要结构为视交叉和垂体，典型表现是视觉和内分泌障碍。有双眼视力下降，双颞侧偏盲直至双目失明，视盘原发性萎缩。嫌色细胞瘤导致肥胖、生殖无能。嗜酸性细胞腺瘤表现为肢端肥大症或巨人症。ACTH 腺瘤可致 ACTH 综合征。

3. 远隔症状

远隔症状是由于肿瘤和颅内压力增高引起脑组织移位，神经受牵拉和压迫而产生的一些局部症状。如展神经受压和牵拉而出现复视；一侧大脑半球肿瘤将脑干推向对侧，使对侧大脑脚受压产生病灶侧偏瘫等。

（二）各类不同性质颅内肿瘤的特点

1. 神经胶质瘤

神经胶质瘤为来源于神经外胚叶及其衍生的各种胶质细胞，是颅内最常见的恶性肿瘤，占颅内肿瘤的 40% ~ 45%。其中髓母细胞瘤恶性程度最高，好发于儿童颅后窝中线部位，常占据第四脑室，堵塞导水管引发脑积水，对放射治疗敏感；多形性胶质母细胞瘤，亦为极恶性，对放疗、化疗均不敏感；星形细胞瘤恶性程度较低，约占胶质瘤的 40%，生长缓慢，常有囊性变，切除彻底者可望根治；室管膜瘤，约占胶质瘤的 7%，亦有良性、恶性之分，后者时有术后复发。

2. 脑膜瘤

脑膜瘤发生率仅次于神经胶质瘤，约占颅内肿瘤的 20%，好发于中年女性，良性居多，病程长，多见于矢状窦旁和颅底部，瘤体供血丰富，多数颅内颅外双重供血，手术失血一般较多，如能全切，预后良好。

3. 垂体腺瘤

垂体腺瘤为来源于垂体前叶的良性肿瘤，发病率日渐增多，约占颅内肿瘤的 10%，生长缓慢，好发于青壮年。根据瘤细胞分泌功能不同分为催乳素腺瘤、生长素腺瘤、促肾上腺皮质素腺瘤及混合瘤等。瘤体较小限于鞍内者可经鼻—蝶窦入路行显微手术切除，肿瘤大者需经前额底部入路开颅手术切除，大部分患者术后需加放射治疗，术后垂体功能低下者，应给予相应激素的替代治疗，出现尿崩症者需投以适量的抗利尿激素。

4. 听神经瘤

听神经瘤是第Ⅷ脑神经前庭支上所生长的良性脑瘤，一般位于脑桥小脑三角，约占颅内肿瘤的10%，良性。直径小于3cm者可用 γ - 刀照射治疗，大者需开颅手术。术后应注意面神经功能障碍的保护及后组脑神经的损伤，特别是闭眼与吞咽功能有无障碍。

5. 颅咽管瘤

颅咽管瘤为先天性良性肿瘤，约占颅内肿瘤的5%，位于鞍区，多见于儿童及青少年，男多于女。常为囊性，与周围重要结构的粘连较紧，难以全切，易复发。

（三）实验室及其他检查

1. X线检查

常规摄正、侧位X线片，必要时摄特殊位头颅片。了解颅骨大小，骨缝有无分离，脑回压迹有无增多和加深，肿瘤内钙化斑点，蝶鞍扩大，以及前后床突的吸收和破坏、钙化，松果体的移位，视神经孔扩大（视神经胶质瘤），内耳孔扩大（颅咽管瘤）等。

2. 脑电图检查

可发现表浅占位的慢波灶，对于中线的、半球深部和幕下占位病变帮助不大。

3. X线造影检查

气脑、脑室及脑血管造影术，对患者有一定的痛苦与潜在的危险，应慎重。

4. CT和MRI

CT和MRI可清晰显示脑沟回、脑室系统。MRI还可见脑血管；因无颅骨伪影，适用于颅后窝和脑干肿瘤。CT或MRI增强检查时，富于血运或使血脑屏障受损的肿瘤影像加强。功能MRI可揭示肿瘤与大脑皮质功能间关系。肿瘤CT异常密度和MRI信号变化、脑室受压和脑组织移位、瘤周脑水肿范围可反映瘤组织及其继发改变如坏死、出血、囊变和钙化等情况，并确定肿瘤部位、大小、数目、血供和与周围重要结构解剖关系，结合增强扫描对绝大部分肿瘤可做出定性诊断。

5. 正电子发射体层摄影（PET）

利用能发射正电子的^{11}C、^{13}N、^{15}O等同位素，测量组织代谢活性蛋白质的合成率以及受体的密度和分布等反映人体代谢和功能的图像，帮助诊断肿瘤和心脑血管疾病。对早期发现肿瘤，研究脑肿瘤恶性程度，原发、转移或复发灶及脑功能有一定价值。

6. 放射性核素检查

包括扫描、γ闪烁照相和ECT。对于脑肿瘤的定位具有较高的价值。

7. 脑脊液检查

测量脑脊液压力及检查脑脊液可充分了解病情变化。如在脑脊液中查到肿瘤细胞，有助于脑肿瘤的定性。为避免形成脑疝，有颅内压增高时应谨慎。

8. 头颅超声波

头颅中线波的移位以及有时见到的肿瘤波，可提示一侧大脑半球占位性病变存在，其可靠性在95%左右。

9. 活检

肿瘤定性困难影响选择治疗方法时，可应用立体定向和导航技术取活检行组织学检查确诊。

（四）诊断标准

（1）慢性起病，进行性加重。

（2）有颅内压增高症，如头痛、呕吐、视盘水肿等。

（3）有上述局灶症状及体征。

（4）有上述实验室及特殊检查结果。

（五）鉴别诊断

1. 视神经乳头炎

视神经乳头炎可误认为视盘水肿而作为脑瘤的根据。视神经乳头炎的充血要比视盘水肿明显，乳头的隆起一般不超过 2 个屈光度，早期就有视力减退。而视盘水肿一般隆起较高，早期视力常无影响。

2. 脑蛛网膜炎

脑蛛网膜炎起病较急，病程进展缓慢，常有视力减退、颅内压增高和局灶性脑症状，易与脑肿瘤相混淆。但蛛网膜炎的病程较缓和，可多年保持不变，有条件可做 CT 或 MRI 检查，即可作出鉴别。

3. 良性颅内压增高

良性颅内压增高患者有头痛和视盘水肿，但除了颅内压增高的体征和放射改变外，神经系统检查无其他阳性发现，各项辅助检查均属正常。

4. 硬膜下血肿

硬膜下血肿有明显外伤史者鉴别多无困难。患者可有头痛、嗜睡、视盘水肿和轻偏瘫。在没有明确头颅外伤病史，与颅内肿瘤鉴别困难时，可做 CT 检查确诊。

5. 癫痫

脑瘤患者常有癫痫发作，因此常需与功能性癫痫作鉴别。后者多数于 20 岁以前发病，病程长而不出现神经系统异常体征或颅压增高症状。但对于可疑或不典型的病例，应随访观察，必要时做进一步检查。

6. 脑脓肿

脑脓肿具有与脑瘤同样的症状，因此容易与脑肿瘤相混淆。脑脓肿起病急，绝大多数有全身或局部感染史，如慢性胆脂瘤性中耳炎、肺脓肿、化脓性颅骨骨髓炎、败血症、皮肤疮疖等。小儿患者常有发绀性先天性心脏病史。起病时有发热并有明显脑膜刺激症状。周围血常规有白细胞数增多，脑脊液内有炎性细胞。细心诊察多数不难区别。

7. 脑血管疾病

脑瘤患者常有偏瘫、失语等症状，可能与脑血管病混淆。但脑血管患者年龄较大，有高血压史，起病急，颅压增高不如脑肿瘤明显，如遇困难，可做 CT 检查。

8. 内耳眩晕症

内耳眩晕症与脑桥小脑三角肿瘤一样可引起耳鸣、耳聋、眩晕，但无其他颅神经症状，内耳孔不扩大，脑脊液蛋白质含量不增加，可鉴别。

9. 先天性脑积水

小儿脑瘤的继发性脑积水需和先天性脑积水做鉴别。脑瘤很少于 2 岁以前发病，而先天性脑积水自小就有头颅增大，病程较长，并常伴有智力障碍。

10. 散发性脑炎

少数散发性脑炎患者可出现颅内压增高，但散发性脑炎发病较急，全脑症状突出，脑电图是弥散性高波幅慢波，CT 检查可鉴别。

11. 神经症

神经症无颅压增高症状及体征，眼底无水肿，可以鉴别。

四、治疗

目前治疗脑肿瘤仍以手术治疗为主，辅以化疗和放疗，有颅内压增高者需同时脱水治疗。

（一）降低颅内压

颅内压增高是脑肿瘤产生临床症状并危及患者生命的重要病理生理环节。降低颅内压在脑肿瘤治疗中处于十分重要的地位。常用的方法主要有：

1. 脱水治疗

脱水药物按其药理作用可分为渗透性脱水药及利尿性脱水

药。前者通过提高血液渗透压使水分由脑组织向血管内转移，达到组织脱水的目的。后者促使水分排出体外，血液浓缩，增加从组织间隙吸收水分的能力。脱水药物的作用时间一般为4～6小时。应用脱水药时应注意防止水、电解质紊乱。

2. 脑脊液体外引流

（1）侧脑室穿刺：通常穿刺右侧脑室额角，排放脑脊液后颅内压下降。但排放脑脊液速度不可过快，以防止颅内压骤降造成脑室塌陷或桥静脉撕裂引起颅内出血。

（2）脑脊液持续外引流：多用于开颅手术前、后暂时解除颅内压增高症状及监视颅内压变化。

3. 综合防治措施

（1）低温冬眠或亚低温：多用于严重颅脑损伤、高热、躁动并有去脑强直发作的患者。

（2）肾上腺皮质激素的治疗：肾上腺皮质激素可改善脑血管的通透性，调节血脑屏障，增强机体对伤病的反应能力，可用于防治脑水肿。应用肾上腺皮质激素时应注意防治感染，预防水、电解质紊乱。持续用药时间不宜过久。

（3）限制水钠输入量：可根据生理需要补充，注意维持内环境稳定，防止水、电解质紊乱和酸碱平衡失调。

（4）保持呼吸道通畅：昏迷患者应及时吸痰。必要时行气管插管或气管切开，以保持呼吸道通畅和保障气体交换。

（5）合理的体位：避免胸腹部受压及颈部扭曲，条件允许时可将床头抬高15°～30°以利于颅内静脉回流。

（二）手术治疗

手术是治疗脑肿瘤最常用的方法，一旦诊断确立且定位可靠时，应及早手术治疗。良性肿瘤如能切除，可获得治愈。如肿瘤生长在重要部位而不能被全部切除，也应尽可能地多切除肿瘤组织以利于缓解由于肿瘤压迫脑组织而引起的症状，也可减轻其后放疗或化疗所针对的肿瘤负荷。总之，由于多数颅内瘤生长在中枢神经系统，手术难度较大，死亡率和致残率也较高，其手术方式应根据肿瘤部位、性质及术者技术条件来决定。一般包括肿瘤切除、内减压术、外减压术、姑息手术等。

（三）放射治疗

对手术无法彻底切除的神经胶质瘤，在手术后可以辅以放疗，能延迟复发，延长生存期；对一些不能进行手术的部位的肿瘤，如脑干或重要功能区的肿瘤，放疗成为主要治疗方法；对放射线敏感的肿瘤如髓母细胞瘤放疗效果较手术为佳；垂体瘤、松果体瘤可施以放疗。放疗采用的放射线有 X 线、β 射线、γ 射线及高能电子、中子和质子，使用的仪器有 X 线治疗机、^{60}Co 治疗机、感应和直线加速器等。放射剂量取决于肿瘤性质，脑组织耐受量及照射时间等因素。

（四）化学治疗

化学治疗是近年来的新发展。药物品种不少，但许多药物因血脑屏障的关系，进入脑内达不到有效浓度而归于无效。故成熟的经验很少。目前认为对脑肿瘤疗效较好，又能通过血脑屏障的抗癌药物包括亚硝基脲类（BCNU、CCNU）等。如卡莫司汀（BCNU）125 mg 溶入葡萄糖液中静脉滴注，连续 2~3 天为 1 个疗程。用药后 4~6 周血常规正常可行第 2 个疗程。单用卡莫司汀有效率为 31%~57%。洛莫司汀（CCNU）与卡莫司汀作用大致相同，但可口服，对造血功能有明显的延迟性抑制作用。口服每次 80 mg，连续服用 2 天为 1 个疗程。近年来，国内第四军医大学采用恶性脑瘤埋化疗囊治疗，先手术切除部分瘤体，然后把化疗囊埋进残瘤腔内，每月向化疗囊中注射一次卡莫司汀，药物转流至瘤体内杀灭瘤细胞，短期内有效药物转流至瘤体内杀灭瘤细胞，近期有效率在 90% 以上。此法不产生全身不良反应，患者痛苦小，无须再进行放射治疗。

（五）生物学治疗

近年发现干扰素具有多种生物活性，不仅对病毒，而且对某些脑肿瘤有抑制增殖的效果。

（六）其他治疗

1. 溴隐亭

溴隐亭为多巴胺能药物，该药可降低各种原因引起的泌乳素（PRL）浓度升高，使之恢复正常。国外报道 12 例垂体腺瘤患者，其中 9 例为 PRL 瘤，2 例为生长激素（GH）瘤，1 例激素浓度正常。经口服单次剂量溴隐亭 2.5 mg，8 小时后 PRL 浓度即降至基线水平的 65%～95%，每日继服 2.5～7.5 mg 后，有 7 例 PRL 瘤患者血清 PRL 浓度降至正常范围，且一般情况改善，溴隐亭不仅可降低垂体腺瘤患者的血中 PRL 浓度，而且可使瘤体积缩小。一般报道肿瘤回缩需用药 3 个月，也有治疗 4～6 周即见明显效果者。另有人认为，对瘤体超出蝶鞍的 PRL 瘤用溴隐亭治疗效果优于手术。更大的侵犯海绵窦的肿瘤，用该药治疗可完全替代手术，对经手术和放疗失败的肿瘤，溴隐亭就是患者的救星。一般用量 2.5 mg，从每日 1 次开始，渐增至每日 3 次，此后视病情需要而再增大，可达每日 10～30 mg。治疗肢端肥大症时，每日可用 10～60 mg。常见的不良反应有轻度恶心、呕吐、便秘、眩晕、体位性低血压和排尿性晕厥，多于开始治疗时出现，但很快消失，与食物同服可减少恶心。

2. 赛庚啶

通过拮抗血清素而使 ACTH 分泌减少，皮质醇降至正常，且昼夜节律及地塞米松抑制试验恢复正常，治疗垂体促肾上腺皮质激素瘤（又称 Cushing's 病）可使临床症状改善。国内有人用本药治疗 4 例 Cushing's 病患者（其中 1 例为垂体腺瘤术后），每日用量 12～20 mg，随访 6 个月至 1 年，症状稳定者 3 例，1 例病情加重。

3. 生长抑素（SS）

SS 及其类似物可抑制垂体腺瘤分泌 PRL 和 ACTH，并可抑制由促甲状腺素释放激素（TRH）引起的 TSH 分泌和由 Nelson's 综合征、Cushing's 病引起的 ACTH 分泌，临床使用适当剂量的外源性 SS，可有针对性地治疗 GH 瘤、ACTH 瘤、TSH 瘤和 PRL 瘤等。尤其对手术、放疗或溴隐亭治疗失败的垂体腺瘤患者，单用或合用 SS 及促性腺激素释放激素更为适宜。有人治疗的 5 例 GH 瘤患者，均行垂体腺瘤切除术，但术后血 GH 仍明显高于正常，用 SS 后血 GH 全部降至正常水平，且 SS 的不良反应很小。

4. 激素类药物

已有脑膜瘤细胞体外培养试验证实，生理浓度的雌二醇和黄体酮可以刺激肿瘤细胞生长，而黄体酮受体拮抗剂或药理浓度的黄体酮抑制其生长。但已有的临床试用报告尚未得到满意效果，可能与脑膜瘤生长缓慢，临床疗效难以观察，病例未经性激素受体测定筛选等有关。这类药物有：

TAM：10 mg，口服，2 次/天，若 1 月内无效剂量可加倍。

AG：该药为雌激素合成抑制剂。用 TAM 无效者用该药仍可能奏效。用法：250 mg，口服，2 次/天，2 周后改为 3~4 次/天，但日剂量不宜超过 1 000 mg，同时服氢化可的松，开始每日 100 mg（早晚各 20 mg，睡前再服 60 mg），2 周后减量至每天 40 mg（早晚各 10 mg，睡前 20 mg）。用 AG 有效者，一般在服药后 10 天左右症状缓解，如果治疗 3 周后症状无改善，则认为无效。

RU486：该药是人工合成的孕激素拮抗剂。实验表明，对抑制体外培养脑膜瘤的生长有明显的作用，在动物体内也有抑制肿瘤作用，但合适的临床用量尚有待探索。

MPA：100 mg，口服，3 次/日，或 500 mg，口服，2 次/日。

MA：160 mg，口服，1 次/日。在用黄体酮作临床用药时，应注意在体外试验中黄体酮对脑膜瘤的作用是有争议的。

丙酸睾酮：50～100 mg，肌内注射，隔日 1 次，可用 2～3 个月。

类固醇激素：Gurcay 等在实验性脑瘤、Chen 和 Mealey 在人脑胶质瘤的组织培养中观察到类固醇激素有细胞毒作用。以类固醇激素治疗原发性脑瘤或脑转移瘤，可使症状显著好转。一般认为其治疗效果主要是消除脑水肿。当停用激素时，疗效消失，所以一般需连续应用数天或数周以维持疗效。地塞米松是最常用的类固醇激素，剂量一般为 10～20 mg/d，但有时为获得疗效可采用更大剂量。

五、护理

（一）一般护理和治疗配合

1. 心理护理

颅脑手术对生命威胁大，护士应向患者解释手术的目的、意义，消除患者对手术的紧张、恐惧、绝望心理。同时做好家属的安慰工作，克服悲观情绪，以乐观积极的心理状态配合治疗、护理，以利术后康复。

2. 生活护理

戒烟酒，保持大便通畅；有视力、听力障碍的患者，在住院期间服药、进食需给予特殊照顾；加强营养，预防电解质紊乱。

3. 手术前一日准备

（1）根据医嘱配血或自体采血，以备术中用血。

（2）做青霉素及普鲁卡因皮肤试验，以备术中、术后用药。

（3）常规备皮：剃头或剪鼻毛。若要求在手术室剃头者，嘱患者术前一周每日洗头，保持头部清洁。检查头部是否有毛囊炎，头皮是否有损伤。

（4）修剪指、趾甲，洗澡，更换清洁衣裤。

（5）嘱患者术前晚10点开始禁食、禁水，包括次晨早饭，以免术中因呕吐而误吸。

（6）对于术前晚睡眠差及心理紧张的患者，按医嘱给予适当镇静剂，帮助其入睡。

4. 手术晨准备

（1）测体温、脉搏、呼吸，并绘制于体温单上。如有异常及时通知医生。

（2）剃头完毕后，头部用0.1%苯扎溴铵酊溶液消毒头皮，并戴上手术帽。

（3）嘱患者脱去内衣裤，换上干净的病服，除去身上贵重物品，取下假牙，并嘱患者排空膀胱。

（4）若患者发生异常情况，如女患者月经来潮、体温异常（超过37.5℃），应及时与医生联系。

（5）准备好病历、CT及MRI片等，以便带入手术室。

（6）手术室工人来接患者时和当班护士共同查对床号、姓名以及交接贵重药品。

（二）手术后护理

（1）术后患者应进监护室，进行特别护理。随时观察血压、脉搏、呼吸和体温的动态变化和意识、瞳孔及肢体活动情况，每1～2小时测试1次并记录。患者麻醉未完全清醒前或病情危重时应取侧卧位或仰卧位，头偏向一侧，避免舌后坠影响呼吸，防止口腔、咽部分泌物和呕吐物误吸入气管，造成窒息和吸入性肺炎。患者清醒、血压正常后可取头高（15°～30°）斜坡位，有助于颅内静脉回流，改善脑供血，缓解脑水肿和脑缺氧，从而减轻面部浮肿。

（2）术后24小时内帮助患者翻身时动作应轻柔，避免头颅震动和过度扭动。嘱患者勿用力咳嗽或排便，以免发生术后继发性颅内出血和急性颅内高压。注意勿折压瘤腔内引流管，观察引流液的量和颜色，如引流量过多且呈血性，应警惕颅内出血。癫痫发作时，执行癫痫的护理常规。

（3）术后常规静脉应用抗生素和脱水剂，预防感染和对抗脑水肿，有神经功能障碍症状时加用促神经代谢药物，以改善神经细胞代谢和促进神经功能的恢复。

（三）术后并发症的观察和护理

1. 出血

颅内出血是脑手术后最危险的并发症，多发生在术后24～48小时。患者往往有意识改变，表现为意识清楚后又逐渐嗜睡、反应迟钝甚至昏迷。大脑半球手术后出血常有幕上血肿表现，或出现颞叶钩回疝征象；颅后窝手术后出血具有幕下血肿特点，常有呼吸抑制甚至枕骨大孔疝表现；脑室内术后出血可有高热、抽搐、昏迷及生命体征紊乱。术后出血的主要原因是术中止血不彻底或电凝止血痂脱落，其他如患者呼吸道不畅、二氧化碳蓄积、躁动不安、用力挣扎等引起颅内压骤然增高也可造成再次出血。故术后应严密观察，避免增高颅内压的因素；一旦发现患者有颅内出血征象，应及时报告医师，并做好再次手术止血的准备。

2. 感染

颅脑手术后常见有切口感染、脑膜脑炎及肺部感染。切口感染多在术后3～5日发生，患者感到切口处再次疼痛，局部有明显的水肿、压痛及皮下积液表现。严重的切口感染可以影响骨膜甚至并发颅骨骨髓炎。脑膜脑炎因切口感染伴脑脊液外漏而导致颅内感染。肺部感染一般多在一周左右，常发生于意识不清的患者。护理中需保持呼吸道通畅，并加强营养及基础护理。

3. 中枢性高热

中枢性高热多于术后48小时内出现，常伴有意识障碍、瞳孔缩小、脉搏快速、呼吸急促等自主神经功能紊乱症状。对于中枢性高热用一般物理降温效果不佳，需及时采用冬眠低温治疗。

4. 尿崩症

术后尿崩症主要发生于鞍上手术后。若累及垂体柄、丘脑下部视上核到垂体后叶的纤维束，影响抗利尿激素的分泌则出现多尿、多饮、口渴，每日尿量在数千毫升，多者甚至可达 1 万 mL，比重通常在 1.005 以下。对尿崩症患者应准确记录出入量，根据尿量和血液电解质变化调整用药剂量。

5. 胃出血

下丘脑及脑干受损后可引起应激性胃黏膜糜烂、溃疡、出血。患者呕吐大量血性或咖啡色胃内容物，并伴有呃逆、腹胀及黑便等症状，出血量多时可发生休克。可给予雷尼替丁等药物预防，一旦发现胃出血，应立即放置胃管，抽净胃内容物后用小量冰水洗胃、经胃管或全身应用止血药物，必要时输血。

6. 顽固性呃逆

常发生在第三、第四脑室或脑干手术后患者。膈肌痉挛导致的呃逆影响患者呼吸、饮食和睡眠，严重时可引起胃出血。对呃逆患者，应先检查上腹部，若有胃胀气或胃潴留，应安置胃管抽空胃内容物；其次，可通过压迫眼球或眶上神经、捏鼻，刺激患者咳嗽等强烈刺激以遏制呃逆。若效果不佳，可遵医嘱使用复方氯丙嗪（冬眠灵）50 mg或哌甲酯（利他林）10～20 mg 肌内注射或静脉注射。

7. 癫痫发作

多发生在术后 2～4 日脑水肿高峰期，系术后脑组织缺氧及皮质运动区受激惹所致。当脑水肿消退、脑循环改善后，癫痫常可自愈。对拟做皮质运动区及其附近手术的患者，术前常规给予抗癫痫药物以预防。癫痫发作时，应及时给予抗癫痫药物控制，患者卧床休息，保证睡眠，避免情绪激动；吸氧，注意保护患者，避免意外受伤；观察发作时表现并详细记录。

六、预后

颅内肿瘤的预后，主要取决于肿瘤的性质、部位、患者就诊时全身状态及治疗情况。

良性肿瘤，位于浅表、非功能区，术前患者一般情况较好，如能及时全切，预后往往较好，有可能恢复甚至胜过手术前患者的体力及脑力情况，而且术后不复发；如果肿瘤已经侵犯、包围了重要神经、血管或其他重要结构（如颈内动脉、动眼神经、延髓呼吸中枢）等，虽然肿瘤性质属于良性，但预后不佳，术后往往出现严重后遗症甚至危及生命；如果治疗不及时，则已经失明或接近失明的视力无法恢复。

恶性肿瘤，虽然一般不向颅外转移，但预后不佳，即使给予手术、放疗及化疗，一般仅延长生命。尽管如此，对于恶性肿瘤，近年来主张采用显微手术，尽可能做到"镜下全切"，然后给予放疗及化疗，包括多种药物化疗、营养支持治疗等，可以明显延长生存期，改善患者生存质量。在恶性肿瘤中，小脑星形细胞瘤的预后较大脑半球者好，伴有长期癫痫发作者较无癫痫者好。

七、健康指导

避免或减少蒽类化合物及亚硝基类化合物的摄入，消除不必要的放射线对人体的照射。注意微量元素的摄入，特别注意对锌的补充。对有颅内肿瘤家族史和男性性欲亢进者，应定期到医院检查和治疗。

第十一章　中枢神经系统感染性疾病

第一节　单纯疱疹病毒性脑炎

单纯疱疹病毒性脑炎（HSE）是单纯疱疹病毒（HSV）引起的中枢神经系统病毒感染性疾病，是散发性致命性脑炎最常见的病因。国外 HSE 发病率为（4~8）/10 万，患病率为 10/10 万，国内尚缺乏准确的流行病学资料。HSV 常累及大脑颞叶、额叶及边缘系统，引起脑组织出血性坏死和变态反应性脑损害，又称为急性坏死性脑炎或出血性脑炎。

一、病因

HSV 的核心为线型双链 DNA，故 HSV 为 DNA 病毒，可分为两个抗原亚型，即 Ⅰ 型和 Ⅱ 型。HSV－Ⅰ 常引起唇、颊、鼻、耳及口腔黏膜等非生殖器部位疱疹感染，是绝大多数（95% 以上）儿童及成人 HSE 的病原。HSV－Ⅱ 存在于女性的阴道中，引起生殖器部位的感染，是新生儿全身疱疹感染和脑炎的病因。

二、病理

主要是脑组织水肿、软化、出血性坏死。这种改变呈不对称分布，以颞叶、边缘系统和额叶最明显，枕叶也可受累。

镜下见脑膜和血管周围有大量淋巴细胞形成袖套状，小胶质细胞增生，神经细胞广泛变性和坏死。神经细胞和胶质细胞核内有嗜酸性包涵体，包涵体内含有疱疹病毒的颗粒和抗原。

晚期可有脑组织萎缩。

三、护理评估

（一）临床表现

任何年龄均可发病，10 岁以下和 20～30 岁有两个发病高峰。急性起病多见。25% 的患者有口唇单纯疱疹病史。前驱期有呼吸道感染史，发热、乏力、头痛、呕吐及轻度行为、精神或性格改变。

1. 神经症状

表现为头痛、记忆力减退、抽搐、偏瘫、脑膜刺激征、大小便失禁、去大脑强直等。

2. 精神症状

表现为人格改变、记忆及定向力障碍、行为异常、幻觉、妄想、谵妄、欣快及虚构等。

3. 意识障碍

早期出现嗜睡与不同程度的意识障碍。急进型单纯疱疹病毒脑炎早期有严重意识障碍，短期内因脑水肿而致脑疝死亡。

本病病程长短不一，严重者可在数日内死亡，也有迁延达数月者。有极少数病例经治疗后 1～3 个月又复发。

（二）实验室及其他检查

1. 脑脊液检查

HSV－Ⅰ型脑炎常见脑脊液压力增高，脑脊液淋巴细胞增多或淋巴与多形核细胞增多 [（0.5～1.0）×10^8/L]，可高达 1×10^9/L，蛋白正常或轻度增高（通常 800～2 000 mg/L），糖和氯化物含量正常；重症病例可见脑脊液黄变和红细胞，糖含量减少。

2. 脑脊液病原学检查

（1）HSV－IgM、HSV－IgG 特异性抗体检测：采用 ELISA 和 Western 印迹洗，病程中 2 次及 2 次以上抗体滴度呈 4 倍以上增加即可确诊。

（2）脑脊液中 HSV－DNA 检测：部分病例用 PCR 能检测出病毒 DNA，可早期快速诊断。

（3）脑脊液一般不能分离出病毒。标本最好在发病后 2 周内送检。

3. 脑电图

常可发现一侧或双侧颞叶、额区周期性弥散性高波幅慢波，也可出现颞区尖波和棘波。

4. 脑组织活检

脑组织活检的诊断价值可达 96%，如果由有经验的医生施行，并发症率仅 2%。检查项目包括：①组织病理学检查 CowdryA 型核内包涵体。②电镜证实 HSV 颗粒。③免疫荧光技术发现 HSV 抗原。④病毒培养。活检标本还应进行细菌和真菌培养以排除其他致病因素。

5. CT 检查

异常改变为病变好发部位的边界不清的低密度区，造影剂部分可增强，还可见到肿块效应与脑水肿；疾病早期 CT 可能正常。

6. MRI

对脑的含水量改变很敏感，能多维成像，病程早期即可见异常改变，特别是 T_2 加权的高信号改变，T_1 加权像则显示低信号病灶，以颞叶为常见，其次为额叶，偶见于枕叶，均同时累及白质和灰质，并与侧脑室不相关联。

7. 放射性核素（锝）脑扫描

显示坏死区吸收异常或弥漫性吸收异常，阳性率约占半数。海马及边缘系统局灶性低密度区，可扩展至额叶或顶叶，注射造影剂可显示增强效应。低密度病灶中散布点状高密度提示颞叶出血性坏死，更支持 HSE 诊断。MRI 可发现脑实质 T_1 低信号、T_2 高信号病灶。但影像学检查也可正常。

（三）诊断和鉴别诊断

单纯疱疹性脑炎的主要诊断依据是：①起病急，病情重，发热等感染征象突出。②口唇皮肤黏膜疱疹（1/4）病例为有力佐证。③脑实质损害表现以意识障碍、精神症状和癫痫发作为主。④脑脊液常规检查符合病毒感染特点。⑤脑电图广泛异常，颞叶更为突出。⑥影像学（CT、MRI）示额、颞叶病灶。⑦双份血清和脑脊液抗体检查有显著变化趋势。⑧病毒学检查阳性。

本病须与中枢神经系统细菌感染、真菌感染和其他病毒感染如乙型病毒脑炎、腮腺炎病毒脑炎、麻疹病毒脑炎等鉴别。

四、治疗

1. 一般治疗

首先应加强供给充足蛋白质、糖、脂肪、无机盐、维生素、水分，以保证营养。对昏迷、瘫痪患者应加强护理，预防压疮的发生。

2. 降颅压药

多有颅内压增高现象，常用20%甘露醇250 mL，每4~6小时1次，静脉点滴（每次在30分钟内滴完）；也可采用甘油、呋塞米、山梨醇等，可交替使用，同时应注意肾功能变化及水、电解质平衡，特别应注意钾的补充。

3. 类固醇

多数学者主张早期、大量、短程使用肾上腺皮质激素治疗，效果满意。首选地塞米松10~20 mg，加入10%葡萄糖液500 mL静脉点滴，每日1次，急性期过后（3~4日，至多5~7日）逐渐减量，可口服泼尼松、泼尼松龙，共用10~14日。儿童用量酌减。

4. 抗病毒治疗

（1）金刚烷胺：该药是 1966 年上市并经美国 FDA 批准的第一个抗病毒药。其作用机制是阻止病毒穿入细胞或脱去外膜，低浓度药物与病毒的血细胞凝集相互作用，抑制病毒装配；高浓度则抑制早期感染，包括抑制病毒被膜与次级溶酶体膜融合。不良反应以中枢神经系统表现最常见，包括焦虑、失眠和精神错乱等。

（2）利巴韦林：利巴韦林（病毒唑）是合成鸟嘌呤核苷制剂，属于广谱抗病毒药物，1986 年被美国 FDA 批准上市。该药对 DNA 和 RNA 病毒的核酸合成起抑制作用，但对 HIV 感染无效。

成人口服每天 0.8 ~ 1 mg，分 3 ~ 4 次服用。主要不良反应是可逆性贫血，一般发生在用药 1 周后。

（3）阿糖胞苷（Ara - C）：机制是通过抑制合成脱氧核糖核酸（DNA）必要成分的酶系，从而抑制病毒 DNA 合成，发挥抗病毒作用。此药能透过血脑屏障，对 HSE 和若干其他病毒脑炎有一定疗效。但不良反应较大，如骨髓抑制等，有时甚至造成继发性感染或全身出血，所以国内多数主张用较小剂量，1 ~ 2 mg/（kg·d）（国外介绍用量为每日 4 ~ 8 mg/kg），静脉滴注或分次（间隔 12 小时）肌内注射，连用 5 ~ 10 日，必要时停药 5 日后再重复应用。此药早期应用对降低 HSE 病死率，改善症状，减少、减轻后遗症有一定作用。近年来已逐渐被其他不良反应较轻的抗病毒药代替。

（4）环胞苷（CCY）：环胞苷为阿糖胞苷的衍生物，在体内转变为阿糖胞苷，作用与 Ara - C 相似，但不良反应较轻。成人每日 50 ~ 200 mg，溶于 5% 葡萄糖液或生理盐水 500 mL 中静脉滴注或分次（间隔 12 小时）肌内注射，5 ~ 10 日为 1 个疗程。

（5）阿糖腺苷（Ara - A）：阿糖腺苷为同类药物中疗效较好

者，不良反应亦较轻。能很好地透过血脑屏障。成人每日15 mg/kg左右，1个疗程为10日。但因溶解度较低，每毫升液体的浓度不超过0.7 mg（一般按200 mg药物，加于500 mL输液中静脉滴注），本药半衰期较短（仅1.5小时），故每日须持续滴注12小时以上（每日1次或2次滴注）。用药时应注意大量液体随之进入体内，影响水、电解质平衡。已配好的药液不宜冷藏，以免析出结晶。不良反应有恶心呕吐、腹泻、震颤、眩晕、皮疹等，但发生率较低；偶可有肝肾功能受损，但多数较轻，停药后可恢复。本品不宜与别嘌醇合用。

（6）阿昔洛韦：阿昔洛韦是20世纪80年代研制的新型抗病毒药。其机制是此药进入体内后通过受病毒感染的细胞内病毒胸腺嘧啶激酶的作用，转化为三磷酸化合物，选择性抑制病毒DNA聚合酶，抑制病毒DNA的复制，因而阻断了病毒的生长、繁殖。本药分子量小，易透过血脑屏障。有人报告本药对HSE的疗效明显优于阿糖腺苷。临床上如遇到散发性脑炎，病情重疑为HSE又无条件做病毒学检查者，亦可用本药为首选药物，但应早期应用。阿昔洛韦仅作用于活动期病毒，对潜伏期或静止期的病毒无抑制作用。成人每天10~15 mg/kg，分2~3次静脉滴注，1个疗程10日；有报告首日量10 mg/kg后改为每日5 mg/kg，亦获显著疗效者。国内有人推荐成人每次250 mg，每日1~2次，1个疗程10日。本品血浆半减期约2.5小时，静脉滴注需缓慢。有肾功能不全患者应相应减少剂量，或延长给药间隔时间。本药不宜与其他肾毒性药物合用。不良反应有皮疹、荨麻疹、头痛、恶心等。静脉给药渗漏时可致局部皮肤坏死；偶致肝、肾功能受损。

（7）伐昔洛韦（valaciclovir, 缬昔洛韦, VCV）：伐昔洛韦是英国Wellcome公司开发的阿昔洛韦的L-缬氨酸酯，是ACV一种前体药物。1995年被美国FDA批准治疗带状疱疹，追加适应证包括皮肤黏膜的 HSV 感染。该药能迅速代谢为具有抗病毒活性的阿昔洛韦及人体必需氨基酸 L-缬氨酸。伐昔洛韦的重要特征是口服伐昔洛韦释出的阿昔洛韦其绝对生物利用度大于口服阿昔洛韦所达到的生物利用度（3~4.5 倍）。进食不影响伐昔洛韦的阿昔洛韦生物利用度。伐昔洛韦经胃壁吸收比口服阿昔洛韦好，可能是通过活化可饱和的转运蛋白迅速摄入肠刷状缘膜，在动物组织中伐昔洛韦流入肠刷状缘膜囊泡的速度比阿昔洛韦快 6~10 倍，转运蛋白对伐昔洛韦有立体选择性。使用剂量为 500 mg，每天 2 次，给药 5~10 天。

（8）更昔洛韦（丙氧鸟苷，DGPH）：更昔洛韦是美国 Syntex 公司于 1988 年被批准上市的抗疱疹病毒的阿昔洛韦类新药，为一种新的鸟嘌呤衍生物。其结构类似阿昔洛韦，但比阿昔洛韦具有更强更广谱的抗病毒作用、更低的毒性和更好的溶解度。更昔洛韦抗单纯疱疹病毒作用是通过其在感染细胞中被病毒 TK 激活，进而磷酸化为三磷酸酯，竞争性抑制病毒 DNA 聚合酶实现的，但它对病毒 DNA 聚合酶的作用位点显然与阿昔洛韦不同。更昔洛韦对 CMV 和其他病毒的作用可能是直接抑制病毒 DNA 聚合酶，或通过被另一种病毒特异酶或需病毒修饰的宿主酶激活，进而抑制病毒的 DNA 聚合酶。更昔洛韦可能通过完全不同于阿昔洛韦的作用机制干扰病毒复制。适宜于治疗 HSV-1、HSV-2、CMV、EBV、水痘—带状疱疹病毒和 HIV 感染。国外也广泛用于治疗中枢神经系统的人 CMV 感染。对阿昔洛韦耐药并有 DNA 聚合酶改变的 HSV 突变株对更昔洛韦亦敏感。抗 HSV 的作用疗效是阿昔洛韦的 25~100 倍。使用剂量是 5~10 mg/（kg·d），1 个疗程 10~14 天，静脉滴注。主要不良反应是中性粒细胞减少，并与剂量相关，是可逆的。其他不良反应有肾功能损害、骨髓抑制和血小板减少。

（9）膦甲酸钠（PFA）：膦甲酸钠是焦磷酸盐的类似物，为非核苷类抗病毒药物。作用机制是直接作用于病毒核酸聚合酶的焦磷酸结合部位，抑制 DNA 和 RNA 的合成。有广谱抗病毒作用，适宜治疗所有人类疱疹病毒类和 HIV 的感染，特别对 HSV – 1 和 HSV – 2 均有抑制作用，细胞毒性小。使用剂量是 0.16 mg/（kg·d），连用 14 天。不良反应是肾损害、电解质异常、头痛、疲劳等。

（10）泛昔洛韦（FCA）和喷昔洛韦（PCV）：泛昔洛韦是英国史克必成公司研制开发的开环核苷类抗疱疹病毒药，是一种 6 – 脱氧喷昔洛韦双乙酸酯，系喷昔洛韦的前体药，口服后迅速代谢为具抗病毒活性的代谢产物喷昔洛韦。该药 1994 年底被美国 FDA 批准上市。喷昔洛韦对 HSV – 1、HSV – 2、EBV 和带状疱疹病毒有抑制作用，但对 CMV 作用很弱。在病毒感染的细胞中，喷昔洛韦在病毒胸苷激酶的作用下，生成单磷酸酯，经细胞酶进一步磷酸化，生成活性代谢产物喷昔洛韦三磷酸酯，与病毒 DNA 聚合酶相互作用，从而抑制病毒 DNA 的合成。体外实验中喷昔洛韦对 HSV 和带状疱疹病毒的抑制作用比阿昔洛韦更持久。在细胞培养内，喷昔洛韦与阿昔洛韦或更昔洛韦合用对 HSV – 1 和 HSV – 2 的抗病毒活性有加成作用；与人 IFN – α、β、γ 合用对抗 HSV – 1 和 HSV – 2 的活性有协同作用；与膦甲酸合用对 HSV – 1 有协同作用，对 HSV – 2 有加成作用。但喷昔洛韦和索利夫定是竞争抑制剂，合并用药减弱了喷昔洛韦抗 HSV 的作用。该药抗病毒活性持续时间长，血药浓度高，口服 15 分钟即可达到血药峰浓度。使用剂量为口服泛昔洛韦 250～500 mg，每天 3 次，共 7 天。不良反应为头痛、恶心和腹泻等。

（11）索利夫定（BVAU）：索利夫定是新一代抗病毒核苷类似物，也是具有高度选择性的抗疱疹病毒制剂。该药是胸腺嘧啶核苷的类似物，能优先被病毒编码的胸苷激酶磷酸化，对 HSV – 1 和 VZV 有特异性的抑制作用，对 HSV – 2 或 CMV 活性很低或几乎没有活性。作用机制是该药能明显抑制〔^{3}H〕－胸腺嘧啶核苷整合入 HSV－1 和 VZV 感染细胞的 DNA 片段，而对感染细胞摄取〔^{3}H〕－胸腺嘧啶核苷没有影响。体外抗病毒实验中，该药对 EBV 也有抑制作用。使用剂量为口服 50 mg，每天 3 次，治疗 7 天。不良反应中偶见红细胞、白细胞、血细胞比容和血红蛋白下降，以及转氨酶、乳酸脱氢酶（LDH）和 γ－谷氨酰转移酶（γ－GTP）、血液尿素氮、肌酐和尿蛋白升高，亦可能发生恶心、呕吐、厌食、腹泻、上腹部疼痛和胃痛。有不良反应后应立即停药。用氟尿嘧啶（替加氟、去氧氟尿苷、5－氟尿嘧啶等）治疗的患者禁止同时服用索利夫定，合并用药能引起严重的血液学紊乱，甚至可引起患者死亡。对本品有过敏史的患者禁用。

（12）西多福韦（cidofovior，HPMPC，GS－504）：1996 年 5 月经美国 FDA 批准上市。该药是开环核苷酸类似物，能抑制病毒 DNA 聚合酶，对人 CMV 有很强的抑制作用，对其他疱疹病毒如 HSV－1、HSV－2、VZV、EBV、HHV－6 及腺病毒、人乳头瘤状病毒也有很强的活性。作用机制是该药被细胞吸收后，在细胞胸苷激酶的作用下转化为活性代谢物单磷酸酯、二磷酸酯和与磷酸胆碱的加成物。西多福韦二磷酸酯通过抑制病毒 DNA 聚合酶，竞争性地抑制脱氧胞嘧啶核苷－5'－三磷酸酯整合入病毒的 DNA，缓解 DNA 的合成，并使病毒的 DNA 失去稳定性，从而抑制病毒的复制。体外试验表明，尽管西多福韦对 HSV－1 和 HSV－2 的作用是阿昔洛韦的 1/10，但对缺乏胸苷激酶的 HSV－1 突变病毒株的作用则比阿昔洛韦强。从 HIV 感染者分离的对阿昔洛韦产生耐药性的 HSV－2 病毒株，西多福韦对其有很强的抑制作用。免疫印迹分析表明，西多福韦能阻滞 HSV 特异性蛋白的表达，1μg 能抑制 Vero 细胞释放 HSV－1 在 90% 以上。治疗剂量为 1 周 1 次静脉注射 5 mg/kg，共 2 周。其后隔 1 周注射

3～5 mg/kg，可再用数次。不良反应有呕吐、头痛、发热和潮红、蛋白尿、中性粒细胞减少、血清肌酐升高等。

（13）GS4076（seltamivir）：GS4076 是一种神经氨酸酶抑制剂，为 zanamivir 的前体药。神经氨酸酶是流感病毒复制的基本成分，它存在于流感病毒表面，是黏病毒的主要抗原，可使联结新病毒粒子与细胞的键断裂，从而使新病毒进入其他细胞而引起感染。与 zanamivir 相比，其口服生物利用度更高，经胃肠吸收后可快速转变为活性成分。

5. 免疫治疗

（1）干扰素及其诱生剂：干扰素是细胞在病毒感染后产生的一组高活性糖蛋白，有广谱抗病毒活性，对宿主细胞损害极小；可用 α－干扰素，治疗剂量为 6×10^7 IU/d，肌内注射，连续 30 日；亦可用 β－干扰素全身用药与鞘内注射联合治疗。干扰素诱生剂如聚肌苷聚胞啶酸（Poly：C）和聚鸟苷聚胞啶酸（Poly：C）、青枝霉素、麻疹活疫苗等，可使人体产生足量的内源性干扰素。

（2）转移因子：转移因子可使淋巴细胞致敏转化为免疫淋巴细胞，剂量为 1 支皮下注射，每周 1～2 次。

6. 苏醒剂

昏迷者可用乙胺硫脲（克脑迷）、甲氯芬酯（氯酯醒）、安宫牛黄丸等，以利清醒，同时应用广谱抗生素预防呼吸道及泌尿系感染，对高热者给予物理降温及解热镇痛剂。

7. 人工冬眠治疗

对于高热、躁动不安及大剂量解痉剂不能控制的癫痫患者，应采用亚冬眠治疗（氯丙嗪 50 mg、哌替啶 50 mg、异丙嗪 50 mg 混合），每次用1/4～1/2 量肌内注射或静脉注射。呼吸循环衰竭者禁用。可配用冰帽及四肢大血管区冰敷降温，以使患者体温维持在 35～36℃，采用本法治疗不能超过 2 周。

8. 增加机体抵抗力

维生素 C 3.0 g 加入 10% 葡萄糖 500 mL 静脉滴注；或 0.3 g、每日 3 次，口服；病情危重者可输给新鲜血 100 mL/次，每周 1~2 次。也可肌内注射丙种球蛋白或胎盘球蛋白，共同增强机体的抵抗力。

五、预后

预后取决于治疗和疾病的严重程度，未经抗病毒治疗、治疗不及时或治疗不充分，以及病情严重的患者预后不良，死亡率 60%~80%。发病数日内及时给予足量的抗病毒药物（阿昔洛韦），预后大为改观，病死率可降为 20%~28%。因此，强调早期诊断和早期治疗。

六、护理

1. 高热的护理

患者多发生中枢性高热，药物降温效果差，副作用多，因此主要采取冰帽做头部物理降温，以降低脑细胞代谢，减少耗氧量，保护脑细胞。使用冰帽时注意冰块不能与皮肤直接接触，以防局部冻伤。

2. 抽搐的护理

应密切观察抽搐情况，注意防止发作引起其他损害，护理上注意发作时将患者头侧向一边，口腔内放牙垫，下颌托起，以减少呼吸道梗阻。同时避免翻身、喂食，以免加重抽搐或窒息。亦不能强压肢体，以免骨折，可加床栏轻按肢体保护，按医嘱给予止惊药物，并观察效果与药物反应。

3. 意识障碍的护理

应做好昏迷患者的护理常规：

（1）保持呼吸道通畅，患者由于咽反射减弱或消失，排痰困难易发生坠积性肺炎、窒息，床边应准备好抢救器材和药品，如吸痰器、开口器、氧气、粗细痰管等，并将头偏向一侧，及时吸痰，用生理盐水认真擦洗口腔，每日 2 ~ 3 次，预防口腔炎的发生，合理应用抗生素，必要时根据药物敏感试验选用抗生素。

（2）加强皮肤护理，由于患者卧床时间长，且阵发性躁动不安，强直性阵挛，大汗淋漓，使机体能量大量消耗，饮食不佳，营养缺乏，加之大小便失禁，易发生压疮。我们采用以下措施：①每 2 小时翻身一次，注意翻身的质量，避免拖、拉、推，在床尾设翻身记录卡。②骨突部位每日 3 次给予按摩，并涂 5%甲醛使皮肤角化，足跟处用海绵圈支垫。③每次大小便后均用清水洗净擦干会阴及肛门，以防糜烂发炎。

4. 精神障碍的护理

精神障碍临床表现主要分两种类型，一为兴奋类，以躁动不安、强哭、强笑、梦游、幻觉妄想为主；二为抑郁类，以情感淡漠、精神倦怠、反应迟钝、思维不连贯、注意力涣散、少言寡语、循衣摸床、厌食、拒食、忧郁为主。对于兴奋类患者，护理人员加强巡视，禁止独自外出，一旦出现冲动行为，护理人员必须冷静、沉着、果断，从侧面加以制止，防止事态扩大，并应立即与医师联系以作相应处理，应给予床上约束，床边护架保护；对抑郁类患者，一般应安排在气氛和谐的轻症病房为宜，护理人员应经常与患者加强思想交流，态度和蔼、诚恳，了解其忧虑所在，进行必要的心理疏导，帮助解除顾虑，并引导和鼓励同室病友相互关心照顾，动员患者家属及单位一起协助消除引起抑郁的可能原因。对同时具有瘫痪、震颤、行走困难等患者，还应进行相应的康复功能锻炼，训练其生活自理能力，提高日常生活活动能力，改善生活质量，这也有助于消除患者的抑郁情绪。

5. 饮食护理

除静脉补充一定的液体外，为患者准备可口易消化、营养丰富的半流质饮食，少量多餐；在患者意识清醒时鼓励其进餐，并要耐心喂食；对保留胃管的患者，给予高蛋白及含丰富维生素的流质供给机体营养，每日 5～8 次，每次注入 200～300 mL，再用温开水注入胃管进行冲洗，保持胃管清洁，同时注意有无消化道出血现象，如在护理过程中发现胃管抽出咖啡色液体，应及时留取标本送检，及时得到处理，控制病情发展。

6. 观察药物的反应

（1）抗病毒药，阿昔洛韦是目前临床上广泛应用的抗病毒药，其副作用较少，主要有过敏反应、肾功能损害、皮疹及局部组织坏死等，故在住院期间定期查血、尿常规，肝、肾功能，静脉注射防止渗出皮下。

（2）止痉类药物，如地西泮、氯硝西泮，常因患者反复抽搐而应用，因其对心脏、呼吸有抑制作用，故注射时应严密观察心跳、呼吸情况，如出现呼吸浅表、心率缓慢，应立即减慢注射速度或暂停注射，严重者出现呼吸停止，应配合医生抢救，进行人工辅助呼吸或气管插管。

（3）脱水降颅压药，20% 甘露醇应用时应经常查血电解质、肾功能，注意观察尿量、尿色变化，如有肾功能障碍或血尿应做相应治疗。

第二节　脑膜炎

病毒性脑膜炎

病毒性脑膜炎又称无菌性脑膜炎，可伴有脉络膜炎，而脑实质损害轻。引起该病的有肠道病毒（柯萨奇 A、B 组病毒，Echo 病毒）、非瘫痪型的脊髓灰质炎病毒、腮腺炎病毒、淋巴细胞脉络膜脑膜炎病毒、腺病毒、美加州病毒、传染性肝炎病毒（黄疸期）、传染性单核细胞增多症、支原体属肺炎及脑、心肌病毒等。

一、病因和发病机制

本病可由多种病毒引起，常见有各种肠道病毒、腮腺炎病毒、传染性单核细胞增多症病毒、水痘—带状疱疹病毒、虫媒病毒、单纯疱疹病毒等。病毒经胃肠道、呼吸道、皮肤或结合膜进入机体，在侵入部位和局部淋巴结内复制后，于病毒血症的初期经血源性途径播散至中枢神经系统以外的组织（如皮肤、肝脏、心内膜、腮腺等），偶尔进入中枢神经系统。中枢神经系统的感染发生在病毒血症的后期，即病毒在中枢神经系统以外部位多次复制后，经脉络丛进入脑脊液。

二、护理评估

（一）临床表现

该病多为散在发病，亦可呈地区性流行。不同病原其季节性亦不同。肠道病毒所致者多于夏末秋初，呈小流行；腮腺炎病毒所致者则多散发于春季；淋巴细胞脉络膜脑膜炎以冬季较多见，但单纯疱疹病毒脑膜炎无明显季节性。突然起病，发热、头痛或相应病毒所致的全身症状，并出现脑膜刺激征。可有易激惹、嗜睡，有时恶心、呕吐、畏光、眩晕、腹痛、颈背痛、喉痛，少数重症患者有抽搐、昏迷或显著意识障碍，不自主运动，共济失调或肌无力。有些柯萨奇病毒感染出现明显的皮疹；腮腺炎病毒所致的脑膜炎，可伴腮腺炎；疱疹病毒所致脑膜炎者可伴发疱疹。

（二）实验室及其他检查

1. 脑脊液检查

脑脊液压力正常或稍高，外观无色透明，白细胞增高，一般为（1~100）×10^7/L。起病数小时以中性多核白细胞为主，8小时后主要为淋巴细胞。腮腺炎病毒性脑膜炎则始终以淋巴细胞为主。糖及氯化物多正常，细菌培养及涂片染色均为阴性。脑脊液中 IgM、IgA、IgG 正常或轻度升高。乳酸脱氢酶和乳酸含量正常。

2. 血清学检查、病毒分离及 PCR 检查

上述检查可明确诊断。

（三）诊断

（1）病前有发热及各种原发病，如呼吸道或胃肠道感染，以及腮腺炎、疱疹、麻疹、水痘等症状。

（2）急性或亚急性发病，有明显头痛、呕吐、发热及脑膜刺激征。

（3）多无明显的脑实质局灶损害体征。

（4）脑脊液绝大多数无色透明，细胞计数自数十至数百，少数可逾千。除早期可有中性粒细胞增多外，余均以淋巴细胞为主。蛋白含量少数可轻度增高，糖及氯化物多正常，免疫球蛋白多有异常。

（5）可有原发病的体征及实验室检查所见。有的体液及排泄物可分离出病毒。

（四）鉴别诊断

1. 结核性脑膜炎

结核性脑膜炎是较常见的亚急性或慢性脑膜炎，但也有急性起病并迅速发展的病例。脑脊液中蛋白含量常高于病毒性脑膜炎，一般为 1~2 g/L，但也有脑脊液常规检查、糖和氯化物含量均正常者，且由于出现脑实质受累的症状，临床易误诊为病毒性

脑膜炎。脑脊液离心沉淀进行抗酸染色检查有助于诊断。

2. 肺炎支原体引起的无菌性脑膜炎

该病常有数日至3周的呼吸道感染，脑脊液检查与病毒性脑膜炎不能区别，确诊需要支原体培养阳性和恢复期血清标本抗体滴度升高。

3. 钩端螺旋体脑膜炎

有急性、慢性两种类型，常作为钩端螺旋体病神经系统损害的一部分出现，慢性者罕见。脑脊液检查早期为中性粒细胞增多，确诊需依靠抗体检测和血培养阳性。

三、治疗

治疗主要包括对症及支持治疗，抗病毒药物治疗。

1. 对症及支持治疗

卧床休息，给予富含多种维生素饮食。发热、头痛可用退热镇痛药。有颅内压增高者用甘露醇等脱水剂。剧烈呕吐者应予静脉补液，预防压疮及继发感染。注意纠正水、电解质紊乱。干扰素及诱生剂如聚肌胞等能提高人体抵抗力，可试用。肾上腺皮质激素的应用长期以来存有争议，近年来许多临床报告认为肾上腺皮质激素治疗病毒性脑膜炎有效，能促进患者的恢复，预防和减轻脑水肿，降低颅内压。现多主张早期应用，尤以地塞米松静脉滴注的疗效最佳。

2. 抗病毒治疗

一般先选用较安全的药物，如板蓝根注射液，每次2~4 mL（相当于生药1~2 g），肌内注射，每日1~2次；大蒜素注射液（每毫升含30 mg），每次90~150 mg加入5%或10%葡萄糖液500~1 000 mL，静脉滴注，每日1次，连续5~10日；吗啉胍，每次0.2~0.3 g，口服，每日3次，小儿每日量10 mg/kg分3次用；或银翘解毒片每次4~6片，每日2~3次。对上述治疗无效或病情严重者则需在严密观察下选用阿昔洛韦或阿糖腺苷等。

3. 抗生素

由于在急性期常难与细菌性脑膜炎相鉴别，因此经验性治疗常需选用某种抗生素。一旦排除细菌性脑膜炎，则可中止抗生素治疗。

化脓性脑膜炎

化脓性细菌引起的脑膜炎症称之为化脓性脑膜炎，是严重的颅内感染之一。好发于婴幼儿、儿童和老年人。

一、病因和发病机制

化脓性脑膜炎的病原菌具有年龄特征，新生儿最常见的是大肠杆菌、B 族链球菌和流感嗜血杆菌等；成年人以脑膜炎奈瑟菌、肺炎双球菌、链球菌和葡萄球菌多见。当机体抵抗力降低时，细菌经血液循环或邻近感染病灶进入颅内，部分病例感染途径不清。

二、病理

不同病原菌引起的急性化脓性脑膜炎病理改变基本相同。①软脑膜及大脑浅表血管扩张充血，蛛网膜下隙大量脓性渗出物覆盖脑表面，并沉积于脑沟及脑基底池。②脓性渗出物颜色与病原菌种类有关，脑膜炎双球菌及金黄色葡萄球菌呈灰黄色，肺炎双球菌为淡绿色，流感嗜血杆菌呈灰色，绿脓杆菌为草绿色。③脓性渗出物阻塞蛛网膜颗粒或脑池，影响脑脊液的吸收和循环，造成交通性或梗阻性脑积水。④镜下可见蛛网膜下隙大量多型核粒细胞及纤维蛋白渗出物，少量淋巴细胞和单核细胞浸润，用革兰染色，细胞内外均可找到病原菌。邻近软脑膜的脑皮质轻度水肿，重者可发生动、静脉炎和血栓形成，导致脑实质梗死。

三、护理评估

（一）临床表现

患者常于发病前有鼻、咽喉、耳的感染或手术史，"流脑"接触史，腰穿及脊髓麻醉史，头外伤史，肺炎史或肺部感染的症状及皮肤化脓性感染病灶。有感染灶者，可能为脑膜炎的感染来源。

各种病原菌所致的化脓性脑膜炎，其临床表现大致相仿。一般起病急，有发热、嗜睡、精神错乱、头痛、呕吐等。病情重者可出现惊厥和昏迷。体检可见面色苍白发灰，双目凝视，感觉过敏，脑膜刺激征阳性（在新生儿、幼儿与昏迷患者中，脑膜刺激征常不明显）。如脑水肿严重，可有颅内压升高现象，如频繁呕吐、心率减慢及血压升高等，严重者可发生脑疝，出现瞳孔大小不等，对光反应迟钝，呼吸不规则，甚至呼吸衰竭。

（二）实验室及其他检查

1. 脑脊液常规检查

典型患者的脑脊液压力增高，外观混浊；白细胞总数显著增加，多在 1×10^9/L 以上，以中性粒细胞为主；糖含量降低，常小于 1.11 mmol/L；蛋白质含量增加，多在 1 g/L 以上。

2. 脑脊液的病原学检查

（1）细菌培养及涂片找细菌：涂片做革兰、亚甲蓝 2 种染色找病菌是早期、快速、简便、实用的方法。细菌培养应争取在抗生素治疗之前，加药敏试验能指导临床用药。

（2）特异性抗原检测：其原理是利用当地常见的化脑细菌株提纯抗原（多糖抗原）制备抗体。利用已知的抗体（诊断血清）测定标本中的细菌抗原快速诊断。目前有多种检测方法。

3. 外周血常规

白细胞总数明显升高，分类以中性粒细胞为主；严重感染病例白细胞总数有时反而减少。

4. 头颅 CT、MRI 检查

出现局灶性神经系统异常体征或疑有并发症时应进行 CT 或 MRI 检查，以便及时诊断和处理。

5. 其他

血培养不一定能获阳性结果，但阳性有助明确病原菌。皮肤淤斑涂片找细菌是脑膜炎的病因诊断方法之一。

（三）诊断

早期正确的诊断和治疗是决定预后的关键。因此对于有发热并伴有一些神经系统异常症状体征的患儿应及时进行脑脊液检查，以明确诊断。有时在疾病早期菌血症时脑脊液常规检查可正常，此时脑脊液或血中细菌培养可为阳性，因此 1 天后应再次复查脑脊液。在就诊前已经过短程、不规则抗生素治疗的化脓性脑膜炎患儿，其脑脊液细胞数可能不多且以淋巴细胞为主，涂片及培养细菌均可为阴性，此时必须结合病史、治疗过程和临床症状体征等谨慎判断。

即刻进行腰穿的禁忌证：①颅内压增高征明显。②严重心肺功能受累和休克。③腰穿部位皮肤感染。对颅内压增高的病儿必须进行腰穿时，可先静脉注射甘露醇，减低颅内压后 30 分钟再行腰穿，以防发生脑疝。

（四）鉴别诊断

1. 病毒性脑膜炎

感染中毒症状不重，脑脊液外观清亮或微混，细胞数在 3×10^8/L 以下，淋巴细胞增多，蛋白正常或略高，糖及氯化物含量正常。细菌学检查阴性。

2. 结核性脑膜炎

常有结核病接触史，起病较慢。结核菌素试验阳性，可伴有肺部或其他部位结核病灶。脑脊液外观呈毛玻璃样混浊，细胞数多在 $5 \times 10^8/L$ 以下，蛋白含量增高，糖及氯化物含量减少，静置 24 小时可见薄膜，将薄膜涂片可查到抗酸杆菌。

3. 流行性脑膜炎

临床表现酷似，鉴别要点主要靠流行病学资料和细菌学检查，有典型淤斑者，流行性脑膜炎可能性较大。

四、治疗

（一）一般治疗

注意合理喂养，流质饮食，给易消化、营养丰富的食物。维持水、电解质和酸碱平衡。保持呼吸道通畅，及时吸痰等，保持皮肤黏膜的清洁。

（二）抗生素治疗

1. 用药原则

（1）尽量明确病原体，根据药物敏感试验选择用药。

（2）考虑到药物对血脑屏障的穿透能力，必须使用穿透能力差的药物时可同时加用鞘内注射。

（3）足够的剂量和恰当的用药方法，脑脊液中达不到有效浓度的药物，应鞘内注射。

（4）恰当的疗程，一般为 2~4 周。

（5）脑脊液复查是指导治疗的重要依据。

2. 病原菌未明确者

病原菌未明确者应选择对常见的脑膜炎双球菌、肺炎球菌和流感杆菌都有效的抗生素，如青霉素加氯霉素、青霉素加氨苄西林等。

3. 病原菌明确后的治疗

（1）流感嗜血杆菌性脑膜炎：对青霉素敏感又无并发症者可用氨苄西林，如耐药则改用第二、三代头孢菌素，疗程不少于2周。

（2）脑膜炎奈瑟菌性脑膜炎：无并发症者用青霉素每日30万 IU/kg，静脉注射 7~10 天，对青霉素耐药者可改用二、三、四代头孢菌素。

（3）肺炎链球菌脑膜炎：无合并症且对青霉素敏感者可用青霉素每日30万~60万 IU/kg 静脉分次注射，不少于2周，对青霉素耐药者选用头孢三嗪，高度耐药者选用万古霉素和（或）氯霉素。

（4）B族链球菌脑膜炎：选用氨苄西林或青霉素，疗程不少于14天。

（5）大肠杆菌、绿脓杆菌、金黄色葡萄球菌脑膜炎：选用头孢呋辛，疗程不少于3周或至脑脊液无菌后2周，也可联合应用氨苄西林及庆大霉素等。

（三）对症及支持疗法

保证足够的能量和营养供给，注意水、电解质平衡；急性期应用肾上腺皮质激素，以减轻脑水肿、防止脑膜粘连；降低颅内压；控制惊厥；纠正呼吸循环衰竭等。

（四）防治并发症

1. 硬脑膜下积液

化脓性脑膜炎治疗过程中，如发热不降或更高，出现明显的颅内高压症，颅骨透照检查阳性，则要及早做硬脑膜下穿刺，以明确是否并发了硬膜下积液。少量积液能自行吸收，积液量多时需反复穿刺。首次穿刺最好不超过 15 mL，以后每次放液不超过 20 mL，以免颅内压骤然降低引起休克。每日或隔日放液 1 次，直至积液消失。

2. 脑室管膜炎

除全身抗感染治疗外，可做侧脑室控制引流，减轻脑室内压，并注入抗生素。

3. 脑性低钠血症

限制液体入量并逐渐补充钠盐纠正。

五、护理

（1）按呼吸道传染病隔离。

（2）病室保持安静，经常通风，为避免强光对患者的刺激，宜用窗帘适当遮蔽。

（3）饮食给予营养、清淡可口易于消化的流质或半流质饮食，餐间可给予水果及果汁，昏迷患者可给予鼻饲，保证患者有足够的入量。

（4）口腔及皮肤护理，患者因发热、呕吐、饮食少等常有口臭，要认真做好口腔护理，口唇有疱疹涂擦1%甲紫，干裂者涂液状石蜡，要保持皮肤清洁干燥，特别是淤点、淤斑的皮肤，有时有痒感避免抓破。

（5）病情观察：病情有突然恶化的可能，必须做到经常巡视，密切观察意识障碍，瞳孔变化、面色、出血点及生命特征。

（6）协助做好腰椎穿刺术，术前排空小便，专人固定体位，放脑脊液时速度不宜太快，放液不宜太多，留取标本立刻送检，腰穿过程中，注意患者生命体征变化，术后平卧4~6小时，整个过程必须严格无菌操作。

六、健康指导

避免感染，讲究卫生，增强体质。室内空气保持新鲜，勤晒衣被，隔离发病者，特别是在脑膜炎多发季节尽量少到公共场所。避免呼吸道感染。

第三节　脑脓肿

化脓性细菌侵入脑组织引起化脓性炎症，并形成局限性脓肿，称脑脓肿。

一、病因和发病机制

脑脓肿常见的致病菌为葡萄球菌、肺炎球菌、大肠杆菌等，有时为混合感染。感染途径主要有：

（一）来自邻近的感染病灶

中耳炎、乳突炎、鼻窦炎等感染病灶直接波及邻近的脑组织引起。

（二）血行感染

常由脓毒血症或远处感染灶的感染栓子经血行播散而形成，脓肿常位于大脑中动脉分布区域，且常为多发性脓肿。

（三）外伤性感染

由于开放性颅脑损伤，化脓性细菌直接从外界侵入脑部，清创不彻底或感染得不到控制所致，脓肿多见于伤道内或异物存留部位。

（四）隐源性感染

隐源性感染指临床上无法确定其感染来源，此类脑脓肿的发病率有增多趋势。

二、护理评估

（一）临床表现

1. 全身症状

多数患者有近期感染或慢性中耳炎急性发作史，伴发脑膜脑炎者可有畏寒、发热、头痛、呕吐、意识障碍（嗜睡、谵妄或昏迷）、脑膜刺激征等。周围血常规呈现白细胞增高，中性多核白细胞比例增高，血沉加快等。此时神经系统并无定位体征。一般不超过 3 周，上述症状逐渐消退。隐源性脑脓肿可无这些症状。

2. 颅内压增高症状

颅内压增高虽然在急性脑膜脑炎期可出现，但是大多数患者于脓肿形成后才逐渐表现出来。表现为头痛好转后又出现，且呈持续性，阵发性加重，剧烈时伴呕吐、缓脉、血压升高等。半数患者有视盘水肿。严重患者可有意识障碍。上述诸症状可与脑膜脑炎期的表现相互交错，也可于后者症状缓解后再出现。

3. 脑部定位征

神经系统定位体征因脓肿所在部位而异。颞叶脓肿可出现欣快、健忘等精神症状，对侧同向偏盲，轻偏瘫，感觉性或命名性失语（优势半球）等，也可无任何定位征。小脑脓肿头痛多在枕部并向颈部或前额放射，眼底水肿多见，向患侧注视时出现粗大的眼球震颤，还常有一侧肢体共济失调、肌张力降低、肌腱反射下降、强迫性头位和脑膜刺激征等，晚期可出现后组颅神经麻痹。额叶脓肿常有表情淡漠、记忆力减退、个性改变等精神症状，亦可伴有对侧肢体局灶性癫痫或全身大发作，偏瘫和运动性失语（优势半球）等。若鼻旁窦前壁呈现局部红肿、压痛，则提示原发感染灶可能即在此处。顶叶脓肿以感觉障碍为主，如浅感觉减退、皮质感觉丧失、空间定向障碍，优势半球受损可有自体不识症、失读、失写、计算不能等。丘脑脓肿可表现偏瘫、偏身感觉障碍和偏盲，少数有命名性失语，也可无任何定位体征。

4. 并发症

脑脓肿可发生以下 2 种危象。

（1）脑疝形成：颞叶脓肿易发生颞叶钩回疝，小脑脓肿则常引起小脑扁桃体疝，而且脓肿所引起的脑疝比脑瘤所致者发展更加迅速。有时以脑疝为首发症状而掩盖其他定位征象。

（2）脓肿破裂而引起急性脑膜脑炎、脑室管膜炎：当脓肿接近脑室或脑表面，因用力、咳嗽、腰椎穿刺、脑室造影、不恰当的脓肿穿刺等，使脓肿突然溃破，引起化脓性脑膜脑炎或脑室管膜炎并发症。常表现突然高热、头痛、昏迷、脑膜刺激征、角弓反张、癫痫等。其脑脊液可呈脓性，颇似急性化脓性脑膜炎，但其病情更凶险，且多有局灶性神经系统体征。

（二）实验室及其他检查

1. 实验室检查

白细胞数明显增多，核左移。血沉增快。

2. 头颅 X 线片

X 线片可发现乳突、鼻旁窦和颞骨岩部炎性病变、金属异物、外伤性气颅、颅内压增高和钙化松果腺侧移等。

3. 头颅超声波检查

大脑半球脓肿可显示中线波向对侧移位或出现脓肿波。

4. 脑电图检查

在脓肿处可呈现局灶性慢波，主要对大脑半球脓肿有定位意义。

5. 腰椎穿刺

早期脑压稍高，脑脊液白细胞增多，一般（0.5~1.0）× 10^8/L，伴有化脓性脑膜炎时则较高。当脓肿形成后，颅内压增高明显，而白细胞正常或淋巴细胞增多为主，脑脊液蛋白含量增加，一般 1~2 g/L 或更高，糖和氯化物大多正常，脑脊液中淋巴细胞增多或表现细胞数少而蛋白含量增加的细胞蛋白分离现象，脓肿破入脑室，脑脊液多为脓性，细胞数和蛋白增多，糖和氯化物降低，可培养出细菌。脓肿形成后腰穿易诱发脑疝，故仅在鉴别诊断所必须时或有明显脑膜炎症状时方宜施行，应用细腰穿针进行，测压后留取脑脊液不应超过 3 mL，送验常规和生化，术毕可静脉应用高渗脱水剂及其他降颅压措施。

6. 脑血管造影

脑血管造影显示大脑半球相应脓肿区无病理血管的占位影像。

7. 脑室造影

小脑脓肿可做脑室造影。侧位片显示导水管和第四脑室向前移位，正位片显示导水管和第四脑室移向对侧。

8. CT 检查

CT 检查是诊断脑脓肿的主要方法，适用于各部位的脑脓肿。由于脑 CT 检查方便、有效，可准确地显示脓肿的大小、部位和数目，故已成为诊断脑脓肿的首选和重要方法。在脑脓肿有特征性改变，即脓肿周围显示高密度的环形带和中心部的低密度改变，并能精确地显示多发性和多房性脓肿、脓肿周围脑水肿程度及脑室系统移位情况，并能及时了解手术效果、术后恢复情况及有无复发。

9. MRI

依脓肿形成的时期不同其表现不同，需结合患者年龄和病史来诊断，并注意与神经胶质瘤或转移瘤相鉴别。

10. 钻孔穿刺

具有诊断和治疗的双重价值，适用于采取上述各检查方法后还不能确诊的病例，而又怀疑脑脓肿者。在无上述检查设备的单位，临床上高度怀疑脑脓肿者，可在脓肿好发部位钻孔穿刺。

（三）诊断和鉴别诊断

根据病史、临床表现，结合实验室及其他检查，多可诊断。

本病应与化脓性脑膜炎、硬脑膜外或硬脑膜下脓肿、静脉窦感染性血栓形成、耳源性脑积水、化脓性迷路炎、脑肿瘤等相鉴别。

三、治疗

在脓肿尚未局限以前，应积极进行内科治疗。虽然仅少数化脓性脑膜炎患者可得以治愈，但大多数炎症迅速局限。当脓肿形成后，手术是唯一有效的治疗方法。一旦因严重颅内压增高已出现脑疝迹象时，则不论脓肿是否已局限，都必须施行紧急手术以解除危象。故脑脓肿的诊治过程必须遵循两个原则：一是要抓紧，凡较重病例均需按急症处理；二是对不同来源、不同部位和不同发展阶段的脓肿，辩证地选用治疗方法。

（一）急性化脓性脑炎或化脑阶段

此阶段最重要的处理是抗感染症和抗脑水肿，合理地应用抗生素和脱水药物等综合措施，促使化脓病灶炎症的缓解和局限。

1. 抗生素的选择

原则上选用对相应细菌敏感的抗生素，在原发灶细菌尚未检出前，应选用广谱易透过血脑屏障的抗生素，用药要及时、足量。

常用抗生素剂量：青霉素 500 万 ~ 1 000 万 IU/d；庆大霉素 16 万 ~ 32 万 IU/d；氯霉素 2.0 g/d；氨苄西林 4.0 ~ 6.0 g/d；卡那霉素 1 ~ 1.5 g/d。采用分次静脉滴注效果较好。若上述药物效果不好，可通过细菌培养或药敏结果调整抗生素，或选下列抗生素静脉滴注：头孢哌酮 6.0 ~ 12.0 g/d；头孢曲松 2.0 ~ 4.0 g/d；头孢他啶 4.0 g/d。为提高脑脊液内浓度，可鞘内同时给药，常用药物及每次剂量：庆大霉素 1 万 ~ 2 万 IU；青霉素 1 万 ~ 2 万

IU；链霉素 50～100 mg；氨苄西林 40 mg；先锋霉素 V50 mg；头孢哌酮 50 mg；头孢曲松 50 mg；多黏菌素 1 万～2 万 IU。

2. 肾上腺皮质激素

除非在很严重的脑水肿作短期的紧急用药外，一般脑脓肿并发的脑水肿，尽可能不用或少用肾上腺皮质激素，以免削弱机体免疫机制，使炎症难以控制。

3. 全身的辅助疗法

不能进食或昏迷患者超过 3 天者，应给予鼻饲，补充营养及维生素类，提高抗病能力。通过血气分析及血液电解质、二氧化碳结合力等检查，指导临床，纠正水、电解质和酸碱平衡失调。病重体弱者可给予输血、血浆、白蛋白、水解蛋白、氨基酸及脂肪乳等支持疗法。

（二）脓肿形成阶段

除继续应用上述对症治疗外，应及时选择恰当的手术方式和时机。强调早期和争取在脑干尚未出现不可逆的继发性损害以前，清除病灶，解除脑受压。

1. 反复穿刺抽脓术

简便安全，既可诊断又可治疗，适用于各种部位的脓肿，特别是对位于脑功能区或深部脓肿（如丘脑、基底节）、老年体弱、先天性心脏病及病情危重不能耐受开颅手术者适用。而且穿刺法失败后，仍可改用其他方法。因此随着脑 CT 的应用，穿刺法常作为首选的治疗方法，甚至用于多发性脑脓肿。

穿刺抽脓宜缓慢，吸力勿过度，以免吸破脓肿壁。根据脓肿大小，1～3 天可重复穿刺抽脓，以后每次间隔时间可延长至 5～7 天，小脑脓肿忌向中线穿刺，以免损伤脑干。穿刺时尽量把脓液抽吸出来，并反复、小心地用生理盐水做脓腔冲洗，防止脓液污染术野。最后向脓腔内注入含抗生素的硫酸钡混悬液，做脓腔造影，作为以后摄头颅正侧位片随访和再穿刺的标志，也可不做脓腔造影，单纯注入抗生素，而用脑 CT 随访来指导穿刺。

2. 脓肿穿刺置管引流术

该方法适应于穿刺抽脓因脓液较多或脑脓肿开放引流不畅，以及脓肿切除困难改为引流者。可在脓肿内置管（导尿管、硅胶管、塑料管等）引流，并固定在头皮上，以便引流和冲洗。随脓腔消失后拔出。

3. 脓肿切除术

该方法为最有效的手术方式。适应证有：脓肿包膜形成好，位置不深且在非重要功能区者；反复穿刺抽脓效果不好的脑脓肿，尤其是小脑脓肿应较早切除；多房或多发性脑脓肿；外伤性脑脓肿含有异物和碎骨片者；脑脓肿破溃入脑室或蛛网膜下隙，应急症切除；脑疝患者，急症钻颅抽脓不多，应切除脓肿，去骨瓣减压；开颅探查发现为脑脓肿者；脑脓肿切除术后复发者。

脑脓肿切除术的操作方法与一般脑肿瘤开颅术类似，要点是术中尽量完整切除脓肿，防止破溃、炎症扩散及切口感染。

（三）根治原发病灶，预防脑脓肿复发

如中耳炎、乳突炎等需行根治术。

四、预后

脑脓肿的发病率和死亡率仍较高，各种疗法都有程度不等的后遗症，如偏瘫、癫痫、视野缺损、失语、精神意识改变、脑积水等。因此，对脑脓肿来说，重要的问题在于预防和早期诊疗，尤应重视对中耳炎、肺部化脓性感染及其他原发病灶的根治，以期防患于未然。

影响疗效和预后的因素有：①诊治是否及时，晚期患者常因脑干受压或脓肿破溃而导致死亡。②致病菌的毒力，特别是厌氧链球菌引起的脑脓肿发病率和死亡率均较高，可能与其破坏脑组织的毒力有关。③心源性、肺源性和多发性脑脓肿预后差。④婴幼儿患者预后较成人差。

五、护理

（一）一般护理

1. 卧位

病情重或有颅内压增高者应注意卧床休息，取自由体位，床头抬高 15~30℃。

2. 饮食

恶心明显、呕吐频繁者，应禁食，给予输液，一般可自由进食，多选用易消化，含高维生素、高热量的饮食。

3. 严格记录出入量

脑脓肿颅内压增高常伴有呕吐或由于应用脱水剂治疗，常出现水及电解质失调。应根据出量多少适当补液。出入量记录必须准确，并随时记录。

4. 保持大便通畅

对大便干结者，应给予口服缓泻剂或肛门注入开塞露，严禁大量高压灌肠，以免加重颅内压增高引起脑疝。

5. 其他

加强皮肤及口腔护理。

（二）病情观察与护理

（1）注意观察意识、瞳孔、体温、脉搏、呼吸、血压的变化，以便及时发现脓肿破溃或颅内压增高、脑疝的出现。

（2）注意观察头痛与呕吐情况，如有撕裂性剧烈头痛，位于枕颈部或全头痛，并伴有喷射性呕吐，应考虑颅内压增高，及时降低颅内压。呕吐频繁者应禁食，可用针灸止吐，并将患者头偏向一侧，防止引起吸入性肺炎。

（3）脓肿破溃引起急性脑膜炎、脑室管膜炎，常因不恰当的脓肿穿刺、腰穿脑室造影、用力咳嗽等引起。表现为突然高热、头痛、昏迷、脑膜刺激征、角弓反张、癫痫发作等，脑脊液呈脓性，要注意观察，如出现以上症状，应立即通知医师并做好抢救准备。

（三）脓肿切除术的护理

1. 术前护理

（1）全面了解病情，对病史、临床表现、辅助检查、诊断、营养状况均应全面掌握。

（2）注意观察病情变化，严密观察脑疝的先兆症状，如疑脑疝发生，应即刻手术。

（3）改善营养状况，为手术创造条件：应给予高热量、高蛋白、高维生素、易消化的饮食。对电解质紊乱的患者，应有计划地输液和补充电解质。

（4）做好患者的心理护理，取得患者配合。

（5）配合医生完成手术前的各项检查，做好青霉素及普鲁卡因皮试，术前一日剃头、备皮，禁食 6 小时以上，术前 30 分钟肌内注射阿托品 0.5 mg、鲁米那 0.1 g。

2. 术后护理

（1）病情观察：患者返回病室区，应每 2 小时测体温、脉搏、呼吸、血压一次。严密观察意识、瞳孔及肢体功能等。以便及时发现是否有术后继发血肿。

（2）术后患者麻醉未清醒前取侧卧位，床头抬高 15°～30°，以利静脉回流，减轻脑水肿。常规给予氧气吸入，保持呼吸道通畅，及时吸痰，以防吸入性肺炎的发生。

（3）脑水肿期的观察及护理：脓肿切除后由于脑组织损伤而导致脑水肿，一般 3～4 天达到高峰后逐渐消退，应注意给予脱水剂时要快速滴入。

（4）高热的护理：如患者出现高热时应给予物理降温，可头枕冰帽或腋下、腹股沟处置冰袋，也可用药物降温。

（5）癫痫的护理：对有癫痫发作的患者要注意观察抽搐的部位、持续时间、发作间期、有无意识障碍和运动障碍，并根据医嘱给予抗癫痫药物。

六、健康指导

（1）身体各种严重感染要及时治疗，防止病变的再次发生。

（2）出院后进行病情跟踪观察，特别是出现颅内压增高症状应引起高度重视。

（3）加强营养，增强抵抗力，改善全身性状况。